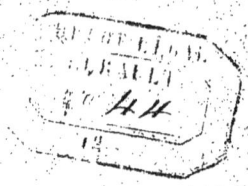

DU TRAITEMENT

DE L'EMPYÈME

CONSIDÉRÉ PLUS PARTICULIÈREMENT AU POINT DE VUE

DE LA

RÉSECTION COSTALE

Par A. URPAR

DOCTEUR EN MÉDECINE

Ancien Interne des Hôpitaux d'Arles.

MONTPELLIER

TYPOGRAPHIE ET LITHOGRAPHIE BOEHM ET FILS

IMPRIMEURS DE LA GAZETTE HEBDOMADAIRE DES SCIENCES MÉDICALES
ÉDITEURS DU MONTPELLIER MÉDICAL, DE LA REVUE DES SCIENCES NATURELLES,
DE LA SOCIÉTÉ LANGUEDOCIENNE DE GÉOGRAPHIE.

1884.

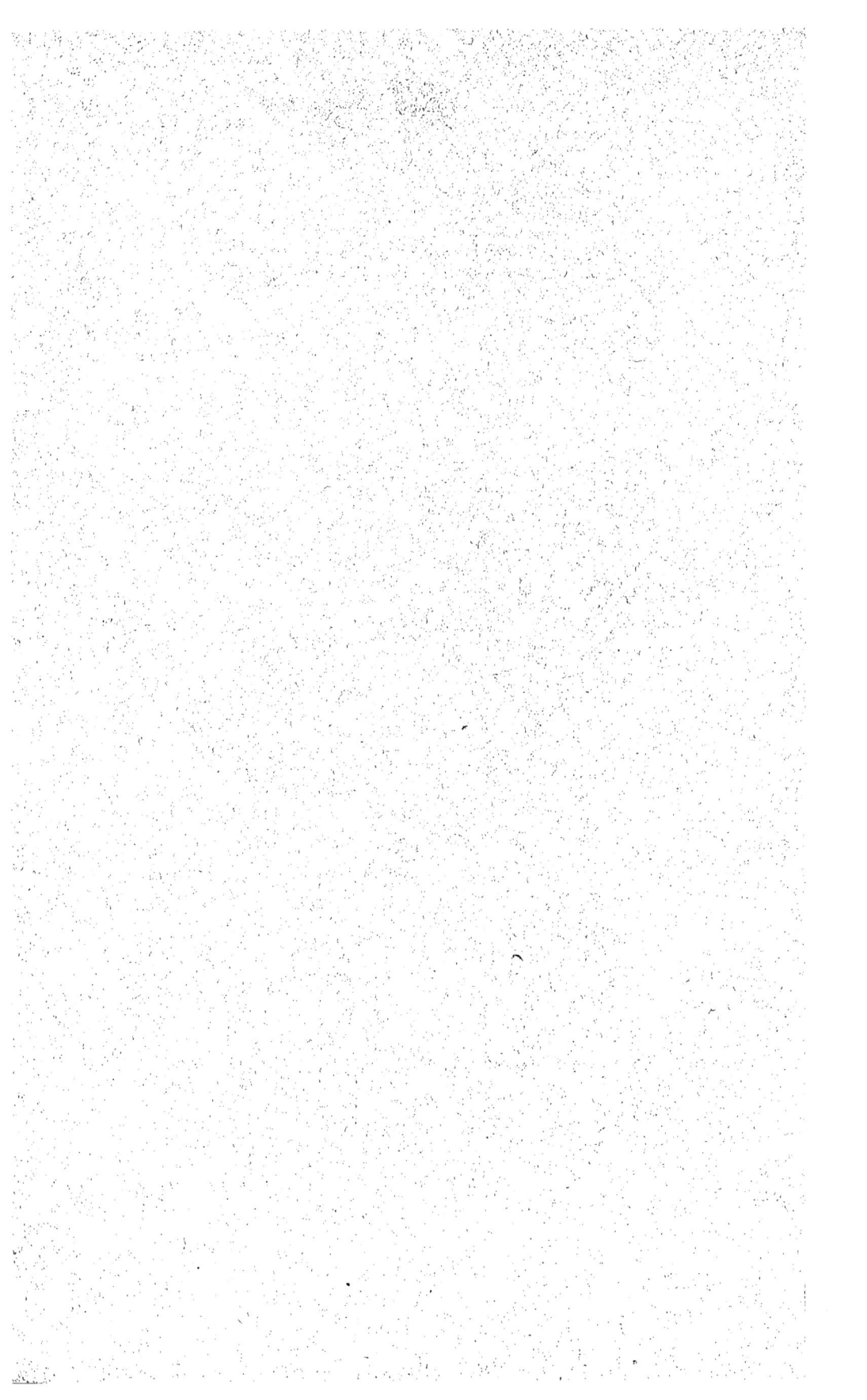

DU TRAITEMENT

DE L'EMPYÈME

CONSIDÉRÉ PLUS PARTICULIÈREMENT AU POINT DE VUE

DE LA

RÉSECTION COSTALE

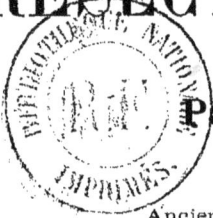

Par A. URPAR

DOCTEUR EN MÉDECINE

Ancien Interne des Hôpitaux d'Arles.

⟠

MONTPELLIER

TYPOGRAPHIE ET LITHOGRAPHIE BOEHM ET FILS

IMPRIMEURS DE LA GAZETTE HEBDOMADAIRE DES SCIENCES MÉDICALES
ÉDITEURS DU MONTPELLIER MÉDICAL, DE LA REVUE DES SCIENCES NATURELLES,
DE LA SOCIÉTÉ LANGUEDOCIENNE DE GÉOGRAPHIE.

1884.

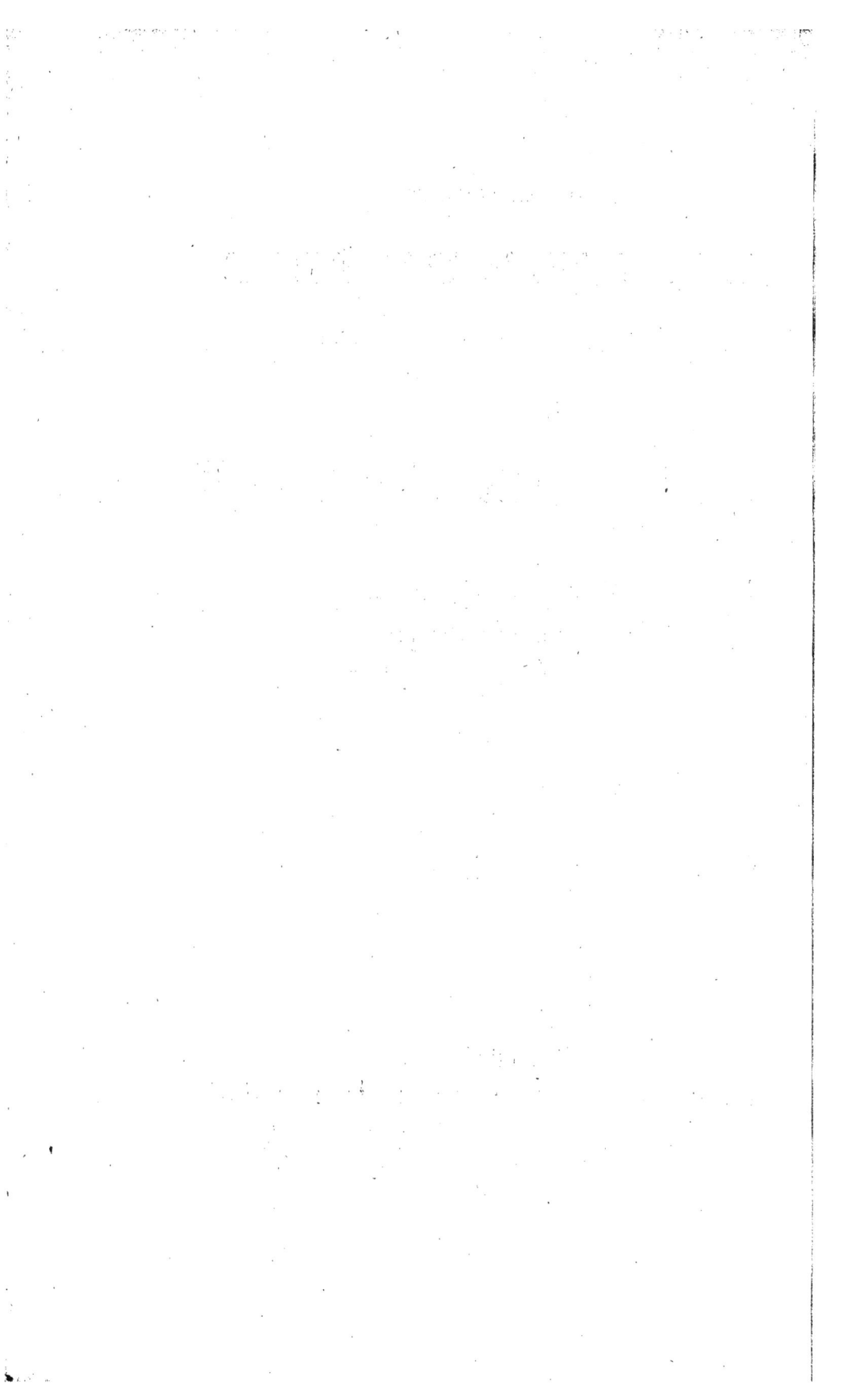

A LA MÉMOIRE DE MON PÈRE ET DE MA MÈRE

A MA SŒUR

A MES PARENTS

A. URPAR.

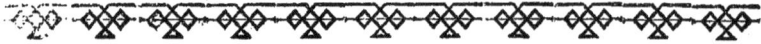

DU TRAITEMENT

DE L'EMPYÈME

CONSIDÉRÉ PLUS PARTICULIÈREMENT AU POINT DE VUE

DE LA

RÉSECTION COSTALE

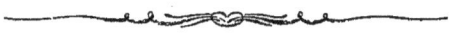

INTRODUCTION

Le dernier mot n'est pas dit sur le traitement de la pleurésie purulente. Les discussions récentes soutenues au sein de la Société de Chirurgie par quelques-uns de ses membres les plus éminents ont appelé l'attention sur une opération nouvelle, applicable aux fistules rebelles; ce procédé a été vulgarisé par Estlander sous le nom de *thoraco-plastie*.

L'opération du professeur d'Helsingfors, qui consiste dans la résection des côtes, a été tout dernièrement pratiquée à l'hôpital Saint-Éloi par M. le professeur Dubrueil sur une malade en traitement depuis plus de trois mois. Nous suivions avec la plus grande attention les phases diverses que subissait la maladie sous l'influence des traitements les plus rationnels, et lorsque l'intervention opératoire fut jugée nécessaire, un intérêt tout particulier s'attacha pour nous à l'étude de la thoraco-plastie. Nous avons résolu dès lors de modifier le titre de notre travail;

2

qui devait avoir primitivement pour objet le traitement de l'empyème, de le limiter d'une manière plus particulière aux considérations relatives à l'opération qui, d'après Estlander lui-même, « sera acceptée par la science, et sauvera bien des vies humaines irrémédiablement perdues sans cela ».

La *division* du sujet que nous traitons est la suivante :

Nous plaçons en tête l'observation de la malade de M. le professeur Dubrueil.

Après un exposé rapide des causes et des symptômes, nous abordons la question du traitement de l'empyème. La pleuro-tomie, les divers appareils pour laver la plèvre, le drainage, sont successivement décrits ; viennent enfin l'histoire de la thoraco-plastie, la relation des cas les plus remarquables de résection costale, l'exposé du manuel opératoire. Nous terminons enfin par la question, pleine d'intérêt, des indications et des contre-indications à la thoraco-plastie.

PREMIÈRE OBSERVATION (personnelle).

Empyème, Fistule pleurale. — Traitement par injections iodées, lavages, drainage. — Opération d'Estlander.

Mme S..., d'origine suisse, âgée de 34 ans, entre, le 29 octo-bre 1883, à l'hôpital Saint-Éloi de Montpellier, où elle vient ré-clamer des soins pour la cure d'une fistule pleurale qui fournit depuis bientôt deux ans une abondante quantité de pus fétide.

Résumons l'histoire de notre malade.

Hérédité. — C'est en vain que nous cherchons la tuberculose dans sa famille. Elle a sept frères et sœurs, tous en bonne santé ; sa mère est morte de couches ; son père est encore bien portant.

Mme S... a eu dans son enfance, à l'âge de 7 ans, des mani-
festations scrofuleuses dont elle porte encore les traces indélé
biles. Nous voyons à la région antéro-latérale du cou une cica-
trice d'adénite suppurée. Depuis cette époque, elle a joui d'une
santé satisfaisante ; elle est blonde et d'une complexion délicate.

Elle est venue habiter Cette en 1871 ; après deux ans de sé-
jour dans cette ville, elle se marie et a trois enfants. L'histoire
de ses grossesses mérite d'arrêter notre attention.

La première et la seconde, qui se produisent à deux ans d'intervalle, n'offrent rien de particulier. Elle nourrit elle-même ses
enfants, sans en être incommodée ; elle avait même un certain
embonpoint. Pendant les trois années qui suivent, Mme S... fait
un travail qui dépasse un peu ses forces. Elle devient enceinte
pour la troisième fois, en novembre 1879. Arrivée au septième
mois et demi de sa grossesse, elle tomba malade ; la fièvre fut
vive, la douleur au côté droit intense, le délire continuel pendant quinze jours ; elle avorta d'un enfant mort-né. La période
aiguë de la maladie dura deux mois, mais la toux ne cessa pas ;
la malade maigrit et s'étiole pendant dix-huit mois, jusqu'à la
fin de l'année 1881. C'est alors qu'elle vit se former dans la
région de l'hypochondre droit, en avant, une tumeur rouge, ten-
due, qui atteignit rapidement le volume d'un œuf et qui, au
dire de la malade, paraissait subir un accroissement de volume
aux époques menstruelles. Une incision pratiquée en janvier 1882
par le Dr Dumas (de Cette) donna issue à une grande quantité de
pus ; la fistule persista jusqu'au mois de juin suivant, époque à
laquelle la fistule se ferme ; immédiatement la toux devient plus
violente, et huit jours après un autre abcès, présentant le même
aspect que le premier, apparaît à 2 centim. au-dessous. Il est
ouvert et laisse écouler une grande quantité de pus ; cette fistule
persiste indéfiniment. La malade se contente de panser sa plaie
et de prendre des soins de propreté. En août 1883, on conseille
des injections de teinture d'iode ; la malade raconte qu'à partir

de cette époque le pus acquit l'odeur fétide que nous lui avons trouvée plus tard ; elle avait en même temps la sensation que son côté droit se rétractait et qu'elle devenait un peu bossue. C'est dans ces circonstances qu'elle se décide à entrer à l'hôpital Saint-Éloi de Montpellier (novembre 1883), où nous constatons l'état suivant :

État de la malade. — L'état général de la malade ne paraît pas bien mauvais ; quoique maigre, le visage a conservé une coloration rosée ; les fonctions digestives sont dans un état de parfaite intégrité.

Poitrine. — A l'examen, nous constatons une rétraction notable de la partie droite du thorax ; les indications fournies par la vue sont confirmées par les dessins pris avec le cyrtomètre ou par les mensurations directes.

Partie moyenne.	Côté droit (malade).	Côté gauche (sain).
Du thorax.........	$0^m,29$	$0^m,325$
Base..............	$0^m,305$	$0^m,32$

La colonne vertébrale a subi une notable incurvation ; cette scoliose, qui s'explique par la rétraction des côtes, commence à la région cervicale et se termine à l'extrémité de la région dorsale.

Une fistule située à la partie antérieure du dixième espace intercostal livre tous les jours passage à une grande quantité de pus d'une horrible fétidité. L'exploration du trajet fistuleux permet l'introduction facile d'une longue sonde en caoutchouc qui doit presque certainement arriver jusqu'au haut du thorax ; on acquiert ainsi la conviction que la cavité purulente est vaste et étendue dans tous les sens. La percussion et l'auscultation révèlent à droite et en arrière la présence d'un épanchement ; on n'entend au sommet du même côté qu'une expiration rude et prolongée. La malade ne présente d'ailleurs aucun signe de ramollissement tuberculeux ; rien à l'extérieur n'annonce l'existence

possible de la diathèse tuberculeuse, si ce n'est la forme en mas-
sue de la dernière phalange des doigts.

M. le professeur Dubrueil résolut de drainer la plèvre de cette
malade et de pratiquer la contre-ouverture pour le passage du
drain, non pas dans le même espace intercostal que l'orifice de
la fistule, suivant la méthode de Chassaignac, mais bien dans
un espace intercostal supérieur ; le plan opératoire consistait
donc à drainer la plèvre dans le sens vertical.

L'opération fut pratiquée le 3 novembre 1883, non sans quelques difficultés. Le lieu choisi pour la contre ouverture fut la
partie moyenne du quatrième espace intercostal ; or à ce niveau
les côtes, qui dans le mouvement de rétraction du thorax avaient
subi un abaissement notable, étaient tellement rapprochées
qu'elles paraissaient soudées entre elles ; il fut impossible de
passer un drain dans l'espace intercostal, et il fallut enlever
avec la gouge et le maillet une portion de la hauteur de la cinquième côte. Une difficulté nouvelle se rencontra lorsqu'on vou-
lut passer un drain d'un orifice à l'autre ; le grand trocart courbe
de Chassaignac vint à bout de cet obstacle. Le pansement antiseptique fut appliqué dans toute sa rigueur.

Il ne s'agissait plus que de laver la plèvre et d'empêcher la
stagnation du pus. On installa un appareil qui était une combi-
naison du drainage et de la méthode de Potain. Un récipient
placé à une certaine hauteur au-dessus de la malade contenait le
liquide destiné aux lavages (solution d'aspic) ; un tube conduisait
ce liquide jusque dans le bout supérieur du drain, interrompu à
ce niveau par un tube en verre, et de là dans la cavité pleurale.
Le bout inférieur du drain était relié à un tube qui conduisait le
liquide dans un vase. Des pinces à pression placées sur le trajet
des tubes servaient à en obturer la lumière et à laver la plèvre
à volonté.

Cet appareil fonctionna d'une façon satisfaisante le premier

jour, mais parut insuffisant le second ; et comme la fièvre s'était
allumée et qu'on pouvait l'attribuer aussi bien à la stagnation
du pus qu'au traumatisme opératoire, on supprima le système
des tubes, qu'on remplaça par deux sondes en caoutchouc (portions de sondes de Nélaton) introduites, l'une dans l'orifice inférieur, l'autre dans le supérieur ; le liquide détersif, poussé par
l'un, ressortait par l'autre et lavait suffisamment la cavité purulente ; les lavages étaient pratiqués deux fois par jour avec la
solution d'aspic, et suivis chaque fois de l'application d'un pansement antiseptique. Le pus perdit bientôt de sa félidité ; la fièvre tomba.

Huit jours après, M. le professeur Dubrueil agrandit l'orifice
fistuleux inférieur, dont les dimensions ne permettaient pas l'introduction d'une sonde de moyen calibre ; ce nouveau traumatisme opératoire ralluma la fièvre, qui ne tomba qu'après quelques jours. Chaque fois que son état le permettait, la malade se
rendait dans le laboratoire de la clinique médicale pour faire
une séance d'inhalation d'air comprimé, qui devait forcer l'expansion du poumon et le rapprocher de la paroi thoracique. La
sécrétion purulente diminuait ; la malade semblait entrer dans
une voie d'amélioration.

Cette marche en avant fut un instant interrompue par la formation d'abcès multiples autour de l'orifice supérieur, qui recon-
naissaient peut-être pour cause l'introduction d'un peu d'air
dans le tissu cellulaire sous-cutané, par la seringue qui servait
aux injections ; le drainage en tout sens eut raison de ces
collections purulentes, qui menaçaient de décoller le sein ou
de fuser vers l'aisselle. Il n'en est pas moins vrai que, pendant quinze jours, l'état de la malade ne subit aucune amélioration.

Après ce contre-temps, on commença les injections de teinture d'iode diluée, faites le matin seulement. A partir de ce moment, tout alla pour le mieux, et le 15 décembre 1883 M. le

professeur Dubrueil écrivait [1] : « Je puis affirmer que sous l'influence de cette médication l'état général s'est notablement amélioré, la quantité de pus qui s'écoule par la plèvre a considérablement diminué, et d'autre part la sonorité à la percussion est revenue dans toute l'étendue du côté droit et le murmure vésiculaire se perçoit également partout. En même temps, l'incurvation de la colonne vertébrale a subi une augmentation notable. »

Depuis cette époque, on supprima le pansement du soir ; on faisait le matin des lavages à l'aspic suivis de l'injection iodée ; bientôt après, la suppuration diminuant dans des proportions considérables, on enleva la sonde de l'orifice supérieur, qu'on abandonna à la cicatrisation ; dans le courant du mois de janvier, l'état général s'était relevé notablement, la suppuration était peu abondante ; l'auscultation permettait de constater le retour du murmure vésiculaire, la sonorité et parfois aussi le tintement métallique symptomatique du pyo-pneumo-thorax.

On injecta dans le trajet fistuleux une solution de chlorure de zinc et l'on ne fit le pansement que tous les deux jours.

La malade était considérée comme marchant vers une guérison prochaine, lorsque, vers le 20 janvier, la suppuration redevient un peu plus abondante. M. le professeur Dubreuil explore à nouveau le trajet fistuleux ; une sonde s'enfonçait de toute sa longueur. Il devient dès lors évident que la rétraction thoracique était arrivée à ses dernières limites et ne parviendrait jamais à combler le vide qui séparait la paroi thoracique du poumon ; on pouvait facilement prévoir que la suppuration recommencerait avec la même abondance, dès que la malade aurait quitté l'hôpital. L'état général étant bon, la malade n'étant pas albuminurique, un traitement plus radical était de mise. C'est alors qu'on se décide à pratiquer la résection costale ou thoraco-plastie.

---

[1] Gazette hebdomadaire des Sciences médicales.

1er février. — RÉSECTION COSTALE, OU OPÉRATION D'ESTLANDER.

La durée de l'opération a été de une heure et quart.

L'incision faite aux téguments a la direction d'une ligne légèrement courbe, à concavité postérieure, et qui réunit l'orifice fistuleux à l'ouverture artificielle pratiquée dans le quatrième espace intercostal. Dans la direction de l'aisselle, à sa partie supérieure, cette ligne vient en bas à la région antérieure. On incise les digitations du muscle grand dentelé et on arrive sur les côtes.

Elles sont tellement rapprochées l'une de l'autre qu'il n'y a pas entre elles le plus petit espace ; en outre, le mouvement d'abaissement qu'elles ont subi leur a donné une direction presque verticale. Le périoste est incisé dans le sens de la côte, celle-ci dénudée avec la rugine et la spatule. La sixième côte est saisie, non sans quelques difficultés, avec un davier courbe et coupée avec la pince de Liston ; chaque extrémité est ensuite saisie avec le davier, soulevée, séparée par sa face profonde du périoste qui lui adhère, et coupée avec la pince de Liston.

La longueur totale de côte réséquée équivaut à 4 centim. et demi ou 5 centim. La septième est attaquée de la même façon. La cinquième et la huitième sont divisées avec la scie à chaîne dans un premier temps, soulevées ensuite avec un davier et divisées par la pince de Liston. Pour nous résumer, quatre côtes sont réséquées dans une étendue de 4 centim. et demi environ.

L'hémorrhagie a été en nappe et peu considérable ; aucune artère intercostale n'a été ouverte ; la plèvre pariétale est demeurée parfaitement intacte.

Les parties molles sont réunies par sept points de suture métallique, un drain placé suivant le grand axe de la plaie. Le pansement antiseptique est rigoureusement appliqué. Aucun contre-temps n'a marqué le cours de l'opération.

Suites de l'opération. — La malade prend dans la journée une potion avec s. p. d'éther et laudanum. — Le soir, elle est prise de vomissements, qu'on met, à bon droit, sur le compte du chloroforme. — T. 38°; P. 95.

2. Les vomissements n'ont plus reparu ; la nuit a été assez bonne ; la malade demande à manger. — T. mat. 37°,2. La plaie paraît en bon état. — On fait·des lavages et on renouvelle le pansement. Lait, potage, trois pruneaux. — Soir, 38°.

3. Même état. — T. 37°,4, 37°,2. — On lave et on panse.

4. Apyrexie absolue. — La malade demande à manger ; la plèvre fournit une sécrétion assez abondante.

5. État bon. On enlève deux fils métalliques ; la suppuration de la plèvre est assez abondante. — S. T. 38º.

6. T. 37°. Suppuration assez abondante ; état excellent.— On enlève le drain.

7. Tous les fils sont enlevés; la réunion superficielle n'existe pas. Apyrexie. Dans la soirée, la malade éprouve de la dyspnée pendant deux heures. —T. 38°.

8. Nuit bonne ; on entend à la base quelques frottements pleuraux. État général excellent. — T. mat., 37°.

9 et 10. L'état reste bon ; la quantité de pus fournie par la fistule redevient abondante ; la plaie offre une tendance très marquée à la cicatrisation.

11 au 20. L'état général de la malade est toujours bon, l'apyrexie complète; la quantité de pus fournie par la fistule diminue sensiblement. La plaie thoracique tend rapidement à la cicatrisation et bourgeonne de la profondeur vers la surface ; la paroi du thorax est visiblement déprimée à ce niveau.

A l'auscultation, on entend sur toute l'étendue du thorax une respiration rude et prolongée, et dès que l'enlèvement du bouchon qui ferme la sonde permet la libre communication de l'air extérieur avec la cavité, le tintement métallique est nettement perçu.

On continue à pratiquer des injections détersives par une

sonde en caoutchouc, et le pansement antiseptique n'est pas encore abandonné.

La malade peut être considérée dès aujourd'hui comme guérie de son opération, qui n'a pas déterminé chez elle l'apparition de la fièvre.

L'influence de la résection costale sur la fistule s'annonce dès à présent comme devant être favorable. Les résultats définitifs ne pourront être constatés que plus tard.

ÉTIOLOGIE.

Nous abordons, en commençant, l'étiologie de l'empyème, et nous trouvons des causes locales et des causes générales. Une remarque préalable nous paraît indispensable : la pleurésie peut être purulente d'emblée, ou bien l'exsudat, primitivement séreux, ne devient purulent que dans la suite.

La transformation purulente de l'exsudat ne s'accomplit pas toujours sous l'influence de causes bien saisissables : l'enfance et l'âge adulte, le sexe masculin, seraient des conditions prédisposantes ; le mauvais état général, la débilité constitutionnelle, l'insuffisance alimentaire, les diathèses, scrofule, tuberculose et l'état cachectique qui en est la conséquence, favorisent assurément la transformation purulente. L'ancienneté elle-même de l'exsudat doit être mise en ligne de compte. « La membrane séreuse pleurale, dit Trousseau, lorsqu'elle a été enflammée, finit par sécréter du pus. Il importe donc de ne pas laisser trop longtemps persister une phlegmasie de la plèvre, sous peine de voir les épanchements, primitivement séreux, devenir purulents. »

On n'a pas manqué d'incriminer la thoracentèse. Il y a évidemment des cas où, une première ponction ayant donné issue à un liquide parfaitement limpide, une seconde ne fait sortir qu'un exsudat manifestement purulent. La ponction de la poitrine peut-elle être innocentée dans ces circonstances ; quelle est la part de responsabilité qui lui revient ? Nous croyons que la thoracentèse pratiquée avec un trocart d'un calibre un peu trop considérable, surtout s'il n'est pas parfaitement propre et s'il permet l'introduction d'un peu d'air dans la plèvre, peut, à bon droit, être accusée. Tous ces inconvénients sont évités dans la méthode nouvelle de l'aspiration capillaire, préconisée par Dieulafoy: « Dire que la piqûre d'une aiguille aspiratrice peut déterminer la purulence d'une pleurésie, c'est là une opinion à laquelle je ne puis souscrire » (Dieulafoy).

Quand l'exsudat pleurétique est purulent d'emblée, nous devons, ainsi que nous le disions plus haut, trouver des causes locales et des causes générales.

Les plaies de poitrine qui permettent la libre entrée de l'air dans la cavité pleurale, les caries costales, les érysipèles phlegmoneux, l'introduction de corps étrangers, favorisent la purulence par un mécanisme sur lequel il nous paraît inutile d'insister. Les abcès formés dans le sein, l'aisselle ou dans les organes voisins, foie, rate, rein, lorsqu'ils font irruption dans la plèvre, déterminent la sécrétion purulente de cette séreuse. La tuberculose provoque la purulence de plusieurs façons : par le dépôt des granulations tuberculeuses à la surface de la plèvre, ou bien par la rupture des parois d'une caverne qui verse son contenu dans la cavité pleurale. Mais c'est plutôt à titre de cause générale, et par la cachexie qu'elle entraîne, que la tuberculose manifeste son influence.

En tête des causes générales nous rencontrons la grande classe des maladies infectieuses : la rougeole, la variole, la scarlatine. Nous avons vu l'année dernière, dans le service de M. le professenr Dupré, un varioleux succomber, à la période de convalescence, à une pleurésie suppurée. Mais c'est à la scarlatine que se rapportent le plus grand nombre de pleurésies purulentes. «Les pleurésies scarlatineuses, dit Trousseau, sont ordinairement de mauvaise nature, non seulement eu égard à la rapidité avec laquelle se fait l'épanchement, mais encore à la qualité du liquide épanché.»

Dans la pyohémie, la septicémie, la fièvre urineuse, les inflammations suppuratives sont, on le sait, très fréquentes. Velpeau a particulièrement insisté sur la fréquence de l'empyème dans l'infection purulente.

Pour terminer l'énumération des maladies qui comptent la pleurésie purulente au nombre de leurs complications, il nous reste à signaler l'état puerpéral. — De l'avis de tous les auteurs, la puerpéralité favorise au premier chef la production des inflammations purulentes. Un exemple de cette assertion nous a été donné à l'hôpital Saint-Éloi dans le service de M. Serre, suppléant M. le professeur Courty : Une malade qui fut opérée, au cinquième mois de sa grossesse, d'un cancer du sein, succomba bientôt après à une pleurésie purulente.

Chez la malade qui fait l'objet de notre travail, la condition prédisposante de l'organisme était la diathèse scrofuleuse, la véritable cause déterminante la puerpéralité — « J'ai observé si souvent, dit Cruveilhier, la coïncidence de la pleurésie puerpérale et du pus dans les vaisseaux lymphatiques utérins, que je me suis demandé s'il n'y avait pas entre ces lésions rapport de cause à effet. »

SYMPTOMATOLOGIE ET ANATOMIE PATHOLOGIQUE.

Nous serons bref sur l'exposé des symptômes et des lésions anatomiques de l'empyème, cette question ne faisant pas directement l'objet de notre travail.

Le début de l'empyème peut être latent et insidieux, ou présenter les allures bruyantes d'une pleurésie fibrineuse aiguë.

Dans ce dernier cas, le tableau symptomatique de l'empyème ressemble, à s'y méprendre, à celui de la pleurésie franche ; la fièvre, les frissons répétés du début, la toux, le point de côté, la dyspnée, ne présentent rien de caractéristique ; mais on ne tarde pas à s'apercevoir que la fièvre devient persistante, la face pâle et décolorée ; la perte de l'appétit, les sueurs profuses, parfois même l'œdème des extrémités, deviennent caractéristiques des

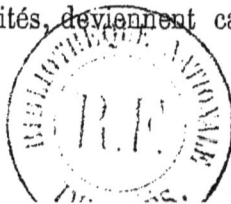

états où se forme le pus. La maladie peut affecter la marche aiguë ou la marche chronique ; si l'épanchement demeure long-temps stationnaire, les fonctions de nutrition sont moins prom-ptement atteintes ; mais tôt ou tard l'état général s'aggrave, l'appétit se perd, la paleur devient extrême, et le malade succombe dans la débilité et le marasme.

Les signes physiques ne diffèrent pas essentiellement de ceux de la pleurésie franche ; certains offrent pourtant quelques par-ticularités qu'il est bon de signaler.

Les zones de matité peuvent être plus irrégulièrement distri-buées et en rapport avec les cloisons membraneuses qui empri-sonnent le liquide dans des loges distinctes.

Un signe d'une grande valeur, c'est l'œdème de la paroi thoracique, qu'on trouve en arrière ou au niveau du creux de l'aisselle. Ce symptôme, qui est presque caractéristique de la présence du pus dans la poitrine, est malheureusement inconstant et ne survient qu'à une époque tardive, alors que le diagnostic d'empyème est depuis longtemps établi.

On a fait jouer un grand rôle à l'auscultation de la voix aphone. Ce signe, étudié par le professeur Baccelli (de Rome), a été vulgarisé par Guéneau de Mussy en France, Valentiner en Allemagne. Voici comment on doit procéder pour constater la non-transmission de la voix aphone. Pendant que l'oreille de l'observateur est appliquée sur la paroi thoracique au niveau de l'épanchement, on fait parler le malade à voix basse, on le fait chuchoter; de préférence, on lui fait prononcer des voyelles retentissantes, le nombre *trente-trois* par exemple. Il arrive que la pectoriloquie aphone se constate si l'épanchement est séreux, qu'elle n'est pas entendue lorsque l'exsudat est purulent.

La valeur du signe de Baccelli a été contestée par Potain, Tripier, Lereboullet. Il n'en est pas moins vrai que, dans la très grande majorité des cas, la non-transmission de la voix aphone constitue un excellent moyen de diagnostic. Les conditions physiques des phénomènes s'expliquent par l'affaiblissement des vibrations à travers un liquide encombré de fausses membranes et chargé de flocons d'exsudat.

A côté des pleurésies purulentes à début éclatant, nous trouvons les cas d'empyème qui s'établissent d'une façon sournoise, dans lesquels l'épanchement s'est fait sans coup férir, sans attirer l'attention du médecin. La toux, le dépérissement, la dyspnée, sont les premiers phénomènes qui dirigent les recherches du côté de la cavité thoracique.

Quoi qu'il en soit, la séreuse enflammée n'a aucune tendance à résorber le liquide épanché, et, si les phénomènes d'hecticité ne mènent pas rapidement le malade à la mort, le pus tend à se frayer une voie à l'extérieur, soit du côté du poumon, soit du côté de la paroi thoracique, soit dans les deux directions à la fois. Dans le premier cas, des vomiques pulmonaires d'une abondance considérable évacuent une grande quantité de pus, dont la sécrétion est sans cesse renouvelée. Les fistules pleurales extérieures suppurent indéfiniment et constituent une cause puissante d'affaiblissement pour le malade. Nous assistons dans ces circonstances à la formation d'un pyo-pneumo-thorax, avec toutes les graves conséquences qui résultent de la libre communication de l'air extérieur avec un foyer purulent. Le pus acquiert rapidement une odeur fétide.

LÉSIONS ANATOMIQUES.

L'épaississement de la séreuse, qui se recouvre parfois dans toute son étendue de fausses membranes épaisses et rétractiles, les altérations subies par le parenchyme pulmonaire et la déformation thoracique, constituent les lésions les plus remarquables de la pleurésie suppurée.

La formation des fausses membranes est précoce. Elles tapissent les deux feuillets de la séreuse pleurale, soit en partie, soit en totalité, et s'organisent rapidement en tissu fibreux qui agit par sa rétractilité sur le poumon, d'une part, et la paroi, de l'autre ; si l'exsudat membraneux recouvre la cavité séreuse dans son ensemble, il y a là comme une cavité de nouvelle formation qui fournit une suppuration incessante et qu'on a désignée sous le nom de kyste pseudo-pleural. La guérison s'opère par l'accolement des deux parois du kyste et comme conséquence par l'adhérence du poumon à la plèvre pariétale.

Le poumon, enveloppé d'une coque fibreuse inextensible, perd sa faculté d'expansion et subit, à la longue, des lésions scléreuses étudiées par Brouardel, et ressemblant à celles de la pneumonie interstitielle. L'organe diminue de volume, se rétracte et ne se laisse plus pénétrer par l'air; refoulé vers la colonne vertébrale, il constitue une espèce de moignon, de fibrome, désormais inutile à la fonction respiratoire.

De son côté, la paroi du thorax fait effort pour aller vers le poumon et s'unir à lui par des adhérences qui doivent tarir la suppuration. Entraînées par la rétraction des fausses membranes qui s'attachent sur elles, les parois thoraciques s'affaissent, se dépriment, et cette diminution de la cavité s'accomplit par le mécanisme de l'abaissement des côtes, dont la direction est modifiée au point qu'elles deviennent presque verticales, ainsi que nous l'avons vu chez notre malade.

Dans ce mouvement d'abaissement, les côtes finissent par venir au contact, et dès lors la limite de rétraction de la cavité thoracique est atteinte. La colonne vertébrale a subi le contre-coup de cette déformation et présente une courbure à concavité tournée du côté malade. Si, à ce moment, le poumon rétracté ne peut venir s'accoler à la paroi, il restera indéfiniment, entre cet organe scléreux et la paroi immobilisée, un espace, une cavité tapissée par les fausses membranes qui sécrètent le pus. La nature sera désormais impuissante à combler ce vide. Nous insistons sur ce dernier point, qui justifie seul l'opération de la thoraco-plastie.

TRAITEMENT DE L'EMPYÈME.

La pleurésie purulente n'a aucune tendance à la guérison spontanée. Moutard-Martin cite bien un cas de guérison sans fistule et sans thoracentèse ; mais les faits de ce genre sont trop exceptionnels pour qu'ils doivent entrer en ligne de compte. En somme, on ne doit pas s'attendre à une amélioration survenant sous l'influence des seuls efforts de la nature.

Dans l'immense majorité des cas, le traitement interne reste absolument inefficace, et c'est souvent même l'inefficacité des moyens médicaux qui donne l'éveil sur la nature de l'exsudat pleural. C'est donc à la thérapeutique chirurgicale qu'il faut s'adresser, et suivre la nature dans la voie qu'elle nous trace et qui tend à l'évacuation spontanée de la collection purulente.

La ponction simple, avec ou sans aspiration, sera bien rarement suivie de succès : les exemples de guérison obtenus chez des enfants par Bouchut, Dieulafoy, ne doivent être considérés que comme de très heureuses exceptions. Ce n'est pas la simple soustraction du liquide que le médecin doit viser ; mais il doit surtout s'opposer à la reproduction incessante de l'exsudat par les parois du kyste suppurant, et la thérapeutique véritablement rationnelle consistera à modifier profondément les parois de la plèvre enflammée. Suivant l'expression du professeur Richet, la pleurésie purulente peut être assimilée à un véritable abcès de la plèvre, et à ce titre on doit lui appliquer le traitement des abcès en général, c'est-à-dire l'ouverture large, pratiquée aussitôt après la constatation de la présence du pus. L'opération de l'empyème se trouve ainsi nettement indiquée.

3

OPÉRATION DE L'EMPYÈME, OU PLEUROTOMIE.

L'idée d'inciser largement la paroi thoracique pour donner issue au pus, et de pratiquer ensuite des lavages modificateurs, est formulée de la façon la plus précise dans les écrits du Père de la Médecine. « Vous inciserez entre les côtes, avec un bistouri convexe, la peau d'abord ; puis, prenant un bistouri pointu, vous l'entourerez d'un linge à la pointe, et vous en laisserez libre la longueur de l'ongle du pouce : alors, vous enfoncerez l'instrument. Ayant laissé couler autant de pus que vous le jugerez convenable, vous mettrez une tente de lin écru, que vous attacherez avec un fil. Vous évacuerez le pus une fois par jour. Au dixième jour, vous mettrez un linge pour tente, puis vous injecterez avec une canule du vin et de l'huile tiède. On évacuera l'injection du matin le soir, et celle du soir le matin. Quand le pus devient ténu, vous mettez une tente d'étain creuse, vous rognez la sonde peu à peu, et vous cicatrisez la plaie, jusqu'à ce que vous retiriez la sonde [1]. »

Ce remarquable passage d'Hippocrate est encore, de nos jours, l'expression fidèle de la thérapeutique ordinaire des épanchements purulents. Le manuel opératoire de la pleurotomie, l'établissement d'une canule à demeure, les injections détersives, tout s'y trouve indiqué d'une façon précise.

Le précepte hippocratique fut généralement accepté jusqu'au commencement du siècle, époque à laquelle s'opéra une vive réaction. Les résultats de la pleurotomie étaient tellement déplorables que cette opération était considérée comme une des plus meurtrières de la chirurgie. Sur 50 opérés, Dupuytren en perdait 48, Velpeau 12 sur 12, et Chassaignac, malgré les affir-

[1] Hippocrate; trad, Littré. tom. VII, pag. 71 et suiv.

mations contraires de Sédillot [1] et de Gosselin[2], qui se déclaraient les partisans résolus de la pleurotomie, n'hésitait pas à dire que c'était presque un crime de pratiquer une opération aussi néfaste.

L'insuccès de la méthode hippocratique trouvait sa raison d'être dans l'insuffisance du diagnostic des maladies de poitrine avant la découverte de l'auscultation. On opérait trop tard, au moment où le pus faisait saillie sous la peau, à la période d'hec‑ticité et de marasme. « Je suis persuadé, disait Laënnec, que l'opération de l'empyème deviendra beaucoup plus commune et plus souvent utile, à mesure que l'auscultation médicale se répandra. » (Laënnec; *Traité de l'auscult. méd.*, tom. II, pag. 525.)

Une seconde cause qui peut nous expliquer les tristes résultats de la pleurotomie était relative à l'insuffisance des soins consécutifs donnés au malade ; on négligeait les lavages abondants de la cavité pleurale, qui nous rendent aujourd'hui de si grands services.

Drainage. — A peu près à la même époque, un grand progrès s'accomplissait en chirurgie. Chassaignac vulgarisait la pratique du drainage et introduisait l'application de sa précieuse méthode dans le traitement des pleurésies purulentes. Ce chirurgien établissait une anse à drainage qui, pénétrant dans l'espace intercostal sur l'un des points de son trajet et ressortant à une distance plus ou moins grande du même espace, est laissée en place en guise de séton permanent, jusqu'à l'époque où, le travail de purulence paraissant épuisé, l'emploi du tube sera devenu inutile.

On s'explique aisément les progrès réalisés par une semblable méthode. Les dangers de la pleurotomie résultaient de la libre entrée de l'air et de la décomposition putride des liquides pleu-

---

[1] Thèse, 1883.

[2] Bull. Acad. Méd., 1865.

raux. Le tube à drainage n'empêche pas l'accès de l'air, mais
assure l'écoulement incessant du pus et facilite les injections
détersives ; percé en plusieurs endroits, il laisse échapper le
liquide, qui vient baigner directement un plus grand nombre de
points de la paroi de l'abcès ; dès lors l'action modificatrice du
liquide d'injection est plus complète.

C'est là un excellent moyen thérapeutique. Chez la malade
dont l'observation est placée en tête de ce travail, M. le professeur Dubrueil a drainé la cavité purulente dans le sens vertical,
et l'on sait que, sous l'influence de ce traitement, la sécrétion avait
considérablement diminué, l'état général s'était notablement
amélioré ; on aurait pu un instant espérer une guérison définitive, si un obstacle purement mécanique n'était venu s'opposer
à l'accolement des parois de l'abcès. Le drain unique de Chassaignac avait été remplacé par deux portions de sondes en caoutchouc introduites dans chaque orifice ; ces tubes passaient à
travers des disques en caoutchouc percés à l'emporte-pièce d'un
orifice central, et appliqués sur la peau au moyen du collodion.
Un bouchon servait à fermer la sonde dans l'intervalle des pan-
sements et à empêcher autant que possible l'introduction de l'air.
De cette façon, le liquide injecté par un des tubes devait forcé-
ment tomber dans la cavité purulente avant de tomber dans le
tube opposé.

Certains auteurs préconisent l'emploi d'une canule à demeure
unique dans le traitement de l'empyème. Woillez a fait construire un trocart courbé sur le plat ; Dieulafoy en a imaginé un
dont la canule, quand elle est en place, est presque parallèle à
la paroi interne de la poitrine. Qu'elles soient en métal ou en caoutchouc, les canules, fixées comme nous l'avons dit précédemment,
sont munies d'ajutages à robinet qui permettent de pratiquer les
injections modificatrices.

L'ouverture extérieure du tube étant unique, le lavage complet de la plèvre ne peut être obtenu facilement ; de plus, il est

bien difficile d'empêcher l'entrée de l'air pendant l'injection. C'est pour remédier à ce double inconvénient que Potain inventa l'ingénieux appareil connu sous le nom de siphon (1869).

Siphon de Potain.— L'appareil de Potain consiste en un tube en caoutchouc bifurqué en forme d'Y. A la branche impaire, on adapte un tube en verre un peu fort, pouvant s'engager dans le tube à drainage qui traverse la paroi thoracique. A chacune des deux autres branches on fixe, par l'intermédiaire d'un tube de verre cylindrique, un tube de caoutchouc long d'environ 1 mèt.

Le tube inférieur descend jusqu'à terre dans un récipient placé près du lit ; le supérieur se rend dans un réservoir placé au-dessus du lit du malade et qui contient le liquide à injecter.

C'est là, en réalité, un appareil à double siphon, dont chacun peut être isolé et fonctionner séparément au moyen de deux petites pinces à ressort qui effacent le calibre des tubes. Suivant que l'un ou l'autre de ces tubes est fermé, le liquide sort de la poitrine ou y pénètre.

Le siphon de Potain constitue un appareil très ingénieux pour laver la plèvre à l'abri du contact de l'air et pour pratiquer dans la cavité purulente des injections modificatrices.

Moutard-Martin (1872), établissant la valeur comparative des divers modes de traitement de l'empyème, donne la préférence à la pleurotomie combinée à l'emploi du siphon de Potain et des tubes qui permettent le lavage complet de la cavité pleurale. Il rapporte douze succès sur dix-sept cas traités par sa méthode.

OPÉRATION D'ESTLANDER, OU RÉSECTION COSTALE.

Il résulte de ce qui précède que le traitement rationnel de la pleurésie purulente consiste à donner issue au pus et à modifier ultérieurement les surfaces de la plèvre. La guérison s'opère par le retour du poumon à son volume primitif et son adossement à la paroi ; les deux feuillets de la séreuse adhèrent entre eux ; la source du pus est tarie, la fistule guérit. Mais les causes sont nombreuses qui empêchent le poumon de reprendre son ampliation première. Sans parler de la pression atmosphérique, qui tend à le refouler·vers la colonne vertébrale, des fausses membranes qui l'enserrent dans une coque inextensible, il faut, croyons-nous, tenir grand compte des altérations scléreuses que subit le parenchyme pulmonaire. Cet état du poumon, étudié par Brouardel, est désigné par Charcot sous le nom de pneumonie chronique pleurogène. Poulin a démontré que ce phénomène n'était pas spécial au poumon, et que la sclérose envahissait tout organe entouré d'une séreuse, lorsque cette séreuse s'enflammait.

Quoi qu'il en soit, étant donné un cas où le poumon, devenu scléreux, ne peut opérer son mouvement d'expansion, c'est la paroi thoracique qui va vers le poumon, et la guérison ne s'accomplit qu'au prix d'une déformation. Mais cette rétraction des parois thoraciques, que Delpech attribuait, à bon droit, à l'action du tissu inodulaire développé à la surface de la plèvre enflammée, cette rétraction n'est pas indéfinie ; elle trouve ses limites naturelles dans l'effacement complet des espaces intercostaux ; lorsque les côtes arrivent au contact l'une de l'autre, l'affaissement de la paroi est désormais impossible, et il persistera entre elle et le poumon un vide que rien ne vient combler, une cavité dont la suppuration entretient indéfiniment la fistule thoracique. Dans ces circonstances, il devait nécessairement venir à l'esprit d'un chirurgien de lever l'obstacle qui s'opposait à la rétraction plus grande du thorax, *afin que la paroi pût aller à la rencontre du poumon, celui-ci ne pouvant reprendre son volume primitif. La résection des arcs costaux représentait la solution du problème.*

C'est à Estlander, professeur à Helsingfors, que revient le mérite d'avoir, le premier, proposé dans le traitement de l'empyème l'opération, à laquelle il donna le nom de thoraco-plastie. L'opération d'Estlander représente, à l'heure actuelle, le dernier terme des progrès réalisés par la thérapeutique chirurgicale pour le traitement des fistules pleurales permanentes.

On a contesté à Estlander la priorité de sa découverte. Il est vrai que certains chirurgiens avaient eu l'idée de pratiquer des résections costales dans les pleurésies purulentes chroniques ; mais le but poursuivi par eux était tout autre que celui d'Estlander. Roser, Wagner, Konig (1878), Baginsky, Simon, avaient réséqué des côtes, non avec l'intention de venir en aide au travail d'oblitération spontané, qui se traduit par l'affaissement de la paroi thoracique, mais bien pour agrandir des orifices fistuleux dont les dimensions insuffisantes ne permettaient pas le libre écoulement du pus.

Le chirurgien qui revendique avec le plus d'énergie l'honneur de la découverte est Létiévant (de Lyon). Ayant eu l'occasion de réséquer trois côtes pour arrêter une hémorrhagie, au cours d'une pleurésie purulente, Létiévant observa que le malade était guéri, avec un enfoncement thoracique considérable ; ce fait lui donna l'éveil, et en 1875 il communiqua à la Société de Chirurgie une observation de résection costale pratiquée dans le but de guérir un empyème. Paulet, rapporteur de cette observation, exprima l'opinion que c'était là une idée ingénieuse; mais ce fut tout. Tout récemment encore, à propos des discussions soulevées au sein de la Société de Chirurgie sur l'opération d'Estlander, la question de priorité s'est représentée à nouveau, et dans une

lettre lue pendant la séance du 23 janvier, Létiévant écrivait :
« Toutes ces résections costales furent faites publiquement (1875)
dans mon service, devant une nombreuse assistance, suivant la
méthode que j'avais pratiquée dans l'observation publiée et dans
le même but : la mobilisation chirurgicale de la paroi thoracique
pour faciliter la guérison d'un foyer purulent intra-pleural.

»Le nom de *fenestration*, que j'avais d'abord donné à cette opération, ne rendant pas exactement ce que j'en attendais, je lui
substituais le nom de *résection costale multiple pour permettre
la mobilisation du thorax et l'adhésion plus facile des parois de
l'empyème ;* ce qui parut trop long, et ce que quelques élèves rem-
placèrent par mon nom. C'est sous ce nom : *opération de Létiévant,* qu'elle était connue dès cette époque. »

Quoi qu'il en soit du bien fondé des revendications de Létiévant, il ressort cependant des opinions récemment émises par
les membres de la Société de Chirurgie que c'est bien au professeur Estlander que revient le mérite d'avoir le premier nettement indiqué quel était le but poursuivi, d'avoir précisé l'in-
dication opératoire, et relaté dans un remarquable Mémoire des
observations du plus grand intérêt.

Le travail d'Estlander, inséré en 1879 dans la *Revue mensuelle
de Médecine et de Chirurgie*, représente, à notre avis, un exposé
complet de la question. « Une seule circonstance, écrit cet auteur, peut faciliter la guérison et prévenir la résection : c'est
l'existence, entre le poumon et le thorax, d'adhérences, soit an-
ciennes, soit récentes.. S'il n'y a pas d'adhérences, le poumon est
refoulé vers l'épine dorsale, et quand la plèvre viscérale s'est
épaissie pendant la suppuration, il ne peut plus reprendre son
volume. D'un autre côté, les côtes empêchent le thorax de se
rapprocher du poumon, la cavité ne peut pas diminuer, et la suppuration continue indéfiniment sans la moindre possibilité de
guérison. Quand l'examen montre que la cavité est ainsi con-
stituée, la résection des côtes est urgente..... Si l'on veut ame-

ner la guérison de l'empyème, il faut diminuer la résistance qu'oppose le squelette des côtes. Supposons qu'on enlève une côte entière ou bien un grand morceau de son milieu, le cône que forme la cavité pleurale se raccourcit de haut en bas, et une courbure scoliotique se montre dans l'épine dorsale ; de là, justement, ce changement de forme que l'on constate dans la guérison naturelle. C'est à ce but que je tendais dans une de mes premières opérations ; mais probablement le fragment que j'ôtais, quoique mesurant 9 centim., était trop court. Dans les autres opérations, j'ai cherché essentiellement à diminuer la circonférence du cône en ôtant des morceaux de 6 à 3 centim. de plusieurs côtes. S'il est important que les empyèmes qu'on traite par la résection des côtes soient anciens, parce que la rétraction de la plèvre épaissie est alors plus forte, cette condition est encore plus importante quant à l'opération elle-même, car on peut dire que, en général, la possibilité d'un heureux résultat dépend du changement de la plèvre... La transformation de la plèvre et son épaississement rendent ces opérations moins dangereuses [1].»

L'auteur expose ensuite, ainsi que nous le verrons plus loin, le manuel opératoire et les indications précises de la thoraco-plastie. Nous ne saurions mieux faire que de rapporter *in extenso* les observations qui servent de base à cet excellent travail.

PREMIÈRE OBSERVATION. — Heïkkilä, Henri, 21 ans, fils d'un paysan de Pukkila, fut dans les premiers jours de 1876 pris de fièvre accompagnée de toux et de points au côté gauche de la poitrine. Il dut garder le lit pendant deux mois, très sérieusement malade ; il souffrait surtout d'une grande difficulté de respirer. En avril, un abcès se manifesta au bas du côté gauche du thorax ; cet abcès fut percé avec une aiguille, et il en sortit environ 5 litres de pus. Dès ce moment, les forces du malade revinrent, de sorte qu'à la fin de juin il pouvait quitter le lit ; mais, comme cette abondante suppuration ne diminuait pas, il fut admis à l'hôpital

---

[1] *In* Revue mensuelle de Médecine et de Chirurgie, 1879.

chirurgical le 6 mars 1877. Voici quel était à ce moment son état général : Constitution un peu faible, face pâle, apparence maladive, amaigrissement considérable, l'appétit assez bon et la digestion normale. Sur
la ligne mamelonnaire gauche, immédiatement sous la septième côte, il y
avait une petite ouverture de fistule d'où coulait du pus en abondance.
La moitié gauche du thorax était un peu enfoncée, surtout la partie ex-
terne de la face antérieure, et il y avait sur la portion thoracique de l'é-
pine dorsale une scoliose avec la concavité à gauche. Sur tout le poumon
gauche, la percussion donnait un son mat ; au niveau du sommet, on entendait çà et là des râles glaireux et les bruits de la respiration, quoique
éloignés. Le poumon droit n'offrait rien d'anormal. Le malade était tourmenté d'une toux constante. La température était normale le matin et
de 38°,3 centigrades le soir.

Voyant qu'au bout de huit mois la guérison n'avançait que lentement,
je résolus de la hâter par la résection de quelques côtes, et j'ôtais en
effet le 13 mars 4 centim. et demi de la septième, et 3 centim. de la
sixième et de la cinquième côte, après avoir pratiqué une incision simple
qui, de l'ouverture de la fistule, remontait obliquement en dehors jusqu'à
la ligne axillaire. On trouva le tissu osseux des côtes vascularisé et raré-
fié; la cavité du pus dans le thorax était si grande qu'on pouvait aisément
y tourner un cathéter d'homme. Tout de suite après l'opération, le malade
se sentit particulièrement bien, de sorte que trois jours plus tard la température du soir était normale, et au bout d'un mois de traitement par
le pansement de Lister la plaie de l'opération était cicatrisée. En mesurant la circonférence du thorax entre des points marqués sur le dos et
sur le sternum avec le nitrate d'argent, elle avait diminué de 3 centim.,
et la caverne, qui avant l'opération avait une capacité de plus de 2 litres,
ne contenait plus alors que 25 centim. cubes à peine. La guérison suivit
une marche régulière et ininterrompue. Le 10 mai, on pouvait à peine
injecter deux cuillerées d'eau, et le tube de caoutchouc pénétrant dans la
fistule avait dû être progressivement raccourci. L'état général du malade
s'était considérablement amélioré ; il avait repris bonne mine et des
couleurs. A sa sortie de l'hôpital, le 25 juin, le malade était complètement rétabli, et la fistule parfaitement guérie.

OBSERVATION II. — Jean Sten...., 56 ans, ouvrier, avait reçu le 15
décembre 1876, dans la partie antérieure de la moitié gauche du thorax,
un coup de couteau, qui fut suivi d'une abondante hémorrhagie, ainsi
que de dyspnée. Le jour suivant, le malade commença à cracher le sang

et fut reçu le soir à l'hôpital chirurgical, où la blessure fut recousue par le médecin de service. Le 17 décembre, on inscrivait ce qui suit sur son état : Constitution assez forte, face pâle, pouls faible. Sur la partie antérieure et supérieure de la moitié gauche du thorax, immédiatement devant l'aisselle, une blessure qui, coupant la peau sur une longueur de 5 cent., a pénétré par le musculus pectoralis major dans la cavité de la poitrine, entre la 2ᵉ et la 3ᵉ côte. Au niveau du lobe supérieur du poumon gauche, aussi bien devant que derrière, son mat à la percussion et une respiration éloignée avec quelques râles muqueux. Les crachats toujours sanguinolents et la température dans le creux axillaire 40° C.

Les jours suivants, la fièvre, l'expectoration sanguinolente, continuèrent, ainsi que la respiration bronchique, sur toute la partie postérieure du poumon gauche, et le 21 du même mois un érysipèle se montra autour de la blessure, dont la guérison commencée s'arrêta. Malgré les injections hypodermiques de deux à trois seringues de Luer avec une solution d'une partie d'acide salicylique sur trois cents parties d'eau, l'érysipèle se répandit sur toute la poitrine. Le 30 décembre, alors que cette maladie commençait à céder et à disparaître, la moitié gauche du thorax était remplie d'un abondant épanchement qui déplaça le cœur à peu près de 5 cent. à droite et qui occasionna une forte dyspnée; à la suite de quoi on pratiqua, le 1ᵉʳ janvier 1877, la ponction sur le thorax avec l'aspirateur de Potain, et on fit sortir quatre litres d'un liquide séro-hémorrhagique. La nuit suivante, la plaie s'ouvrit et laissa échapper premièrement une matière pareille à celle indiquée plus haut, et puis du pus véritable. Après quoi le cœur reprit sa situation normale, et, pendant que la cavité était lavée avec une solution d'acide salicylique (car aussitôt qu'on employait l'acide phénique pendant vingt-quatre heures le malade avait l'urine noire), l'état du malade fut très satisfaisant jusqu'au 15 janvier, alors qu'il eut de nouveau un érysipèle, dont il y avait à ce moment plusieurs cas à l'hôpital.

Après s'être étendu sur le corps, il devint bientôt stationnaire sur les deux avant-bras ; pendant quelques jours, il pâlissait au point qu'on le voyait à peine, pour reparaître de nouveau quelques jours plus tard. Comme les forces du malade allaient toujours diminuant et qu'il y avait des rougeurs au sacrum, le 7 février je plaçai le malade seul dans une chambre, dans une autre partie de l'hôpital où il n'y avait eu aucun malade chirurgical. D'abord il se remit un peu ; mais cette énorme suppuration continuait, et, comme le manque de place à l'hôpital m'obligea de loger dans la même chambre d'autres malades gravement atteints, l'érysipèle reparut en même temps qu'une diarrhée et un œdème des pieds ; l'urine cependant ne contenait pas d'albumine. Je résolus de faire une contre-ouverture plus bas sur la poitrine et de faciliter l'enfoncement du thorax en enlevant un morceau d'une côte. A cet effet, je fis, le 16 mars, la résection de centim. de la septième côté du côte gauche par une incision qui du milieu de la ligne mammaire et axillaire se dirige obliquement en haut vers l'angle du scapulum.

L'opération ne rencontra pas d'autres obstacles, si ce n'est qu'il fallut inciser le bord inférieur et extérieur du musculus latissimus dorsi. Le tissu de l'os de la côte était normal. Alors je fis une contre-ouverture, et j'y passai un drain très épais, qui sortait par la blessure primitive. Il se trouva que la cavité de la poitrine était intérieurement tapissée d'une membrane couenneuse d'une épaisseur de 3 à 4 millim. La fièvre, qui les jours précédents s'élevait à 40° environ, tomba tout à fait dans l'espace de trois jours ; l'érysipèle stationnaire de l'avant-bras et l'œdème des pieds disparurent, ainsi que la diarrhée. L'appétit revint. On constata que la circonférence du thorax avait diminué de 3 cent., en le mesurant entre des points marqués sur l'épine dorsale et sur le sternum avec le nitrate d'argent. Cette amélioration se fit sentir déjà quinze jours après l'opération; mais, le mieux ne faisant aucun progrès pendant les trois semaines suivantes, je résolus de répéter l'opération dans l'autre direction, ce qui avait donné de meilleurs résultats chez Heikkila ; c'est pourquoi, le 24 avril, je fis la resection de 4 cent. de la 6e et 3 cent. de la 5e et de la 4e côte par une incision qui, de la contre-ouverture nommée plus haut, allait dans une direction oblique en haut et en avant jusque près de la blessure primitive.

La plaie de l'opération précédente était presque cicatrisée. Après cette opération, la fièvre s'éleva peu à peu, de sorte que le troisième jour elle marquait 39°,5 ; mais le jour suivant elle baissa tout à coup jusqu'à la température normale. Une semaine après l'opération, la capacité de la cavité, qui avait été d'abord de 150 cent. cubes, était descendue à 100 cent. cubes. La plaie de la peau se guérit par première intention ; l'appétit et le bien-être du malade ne souffrirent aucunement de l'opération. Le 10 mai, on pouvait avec peine injecter deux cuillerées d'eau. Le 9 juin, la guérison était parfaite, les tronçons des os coupés étaient distants de 1 cent. environ, et, quand on introduisait une aiguille dans l'interstice, elle touchait à l'os de nouvelle formation. Le 16 juin 1877, le malade sortait de l'hôpital complètement guéri.

OBSERVATION III. — Gustave-Maurice Sohlstedt, 25 ans, ci-devant garçon de café, qui les dernières années s'était adonné à l'ivrognerie, allait assez bien jusqu'en novembre 1876, alors qu'il fut pris de « febris recurrens » ; il eut quatre attaques, et pendant sa convalescence il eut une pneumonie à droite, à laquelle se joignit une pleurésie du même côté. Celle-ci devint purulente ; il fut admis à l'hôpital des maladies internes à la fin de février 1877 ; et comme le 28 de ce mois une ponction avec aspiration avait été faite sans résultat, on établit le 3 mars une fistule thoracique, après quoi l'état du malade s'améliora ; mais comme, malgré l'emploi de l'acide carbolique dans la cavité pleurale, la fièvre, la transpiration de la nuit, etc., continuaient, on essaya des injections avec une faible solution de chlorure de sodium et 1 0/0 de quinine. Comme il ne pouvait supporter ni l'un ni l'autre de ces remèdes, on en revint à l'acide phénique, pourtant avec peu d'effet. On ne pouvait faire les injections qu'imparfaitement, parce que l'eau, par suite d'une perforation du poumon, pénétrait dans les bronches et dans la bouche, et occasionnait une forte toux. Les forces du malade diminuaient de plus en plus, malgré des remèdes fortifiants, comme trois à quatre cuillerées de cognac par jour ; l'amaigrissement fut tel qu'il n'était plus qu'un squelette et n'avait plus la force de se tourner dans son lit. Cet état dura jusqu'à ce qu'il fût admis à l'hôpital chirurgical, le 31 juillet.

Voici, à son entrée, quel était son état général : Amaigrissement considérable, peau pâle et relâchée, face enflée et œdémateuse, le sensorium et les cinq sens normaux, les bruits du cœur clairs, mais le pouls très faible et fréquent. La partie inférieure du foie 7 cent. au-dessous de la rangée des côtes, le bord supérieur indéterminable ; la rate un peu agrandie. Le ventre tendu, et le malade se plaignant d'y avoir de temps temps des tiraillements et même des douleurs ; pourtant l'intestin fonctionne assez bien. La moitié droite du thorax est un peu enfoncée ; entre les 6e et 7e côtes, presque sur la ligne mammaire, existe une ouverture où l'on ne pouvait faire entrer qu'un fin cathéter. Sur le devant, du côté droit, au bas de la 4e côte, la percussion donnait un son mat ; en arrière, son mat sur tout le poumon ; aux places nommées, le bruit de la respiration imperceptible : il prend le caractère bronchique sur la partie antérieure et supérieure du poumon droit ; sur tout le poumon gauche, le son de la respiration est rude. Le malade tousse peu ; les crachats sont purulents. Le malade se plaint d'une douleur continuelle au côté droit de la poitrine.

Bien que l'état du malade ne laissât guère d'espoir et qu'on osât à peine le toucher, de peur de voir s'éteindre la faible étincelle de vie qui restait, je résolus pourtant de faire une dernière tentative, de réséquer plusieurs côtes. A cet effet, j'agrandis premièrement la fistule de manière qu'une sonde d'homme ordinaire pût y entrer, et je sondai la cavité ; je fus bientôt assuré que l'instrument pouvait facilement être tourné dans toutes les directions et que la cavité s'était surtout étendue au-dessous de la fistule ; en outre, je constatai que la plèvre était transformée en une néo-membrane couenneuse d'une épaisseur de 4 millim. Ensuite je fis, par trois incisions, la résection de 4 cent. des 5e, 6e, 7e, 8e et 9e côtes ; je débarrassai soigneusement la cavité de la matière puante ; mais, quand je cherchai à la nettoyer avec l'acide carbolique, le malade eut un accès de toux si violent que je fus obligé d'y renoncer. Enfin on plaça des drains ; après quoi les incisions furent recousues, deux entièrement ; mais la troisième, qui était en communication avec la première ouverture, seulement à moitié ; dans l'orifice de la fistule, on introduit une grande canule respiratoire en argent, fixée par un ruban élastique autour de la poitrine. Aussitôt après l'opération, le côté droit du thorax s'enfonça considérablement. Le soir, T. 38°,4 ; les jours suivants, elle était normale ; plus tard, la température haussa vers le soir. La première semaine, le malade n'avait pas d'appétit, mais enfin il revint ; S... reprit meilleure mine et put se tourner dans son lit. En plaçant le malade sur le côté opéré et en injectant doucement de l'eau, celle-ci ne pénétrait pas dans la trachée, de sorte qu'on pouvait laver la cavité deux fois par jour. La capacité de cette dernière diminua remarquablement, et l'état du malade s'améliora peu à peu jusqu'au 15 août ; alors il eut une diarrhée qui, tout en variant, continua jusqu'à la fin du mois ; puis il commença à se remettre.

Pendant ce temps, les plaies de l'opération s'étaient peu à peu cicatrisées, de sorte qu'il n'en restait que quelques petites sur la peau. A la suite de quoi le malade se sentit assez bien pendant dix jours environ et semblait en bonne voie de guérison ; mais la diarrhée recommença, et en même temps S... se plaignait de douleurs dans l'hypochondre droit, accompagnées de frisson et de fièvre le soir, parfois jusqu'à 40° ; il perdit de nouveau l'appétit ; les forces diminuèrent, et la cicatrisation des plaies s'arrêta tout à fait. L'état du malade, jusqu'à la fin d'octobre, était tantôt mieux, tantôt pire ; mais alors S... commença à cracher le sang, la diarrhée empira, l'urine renfermait de l'albumine, et les pieds devinrent

œdémateux. Quand le malade se tournait sur le côté et par la toux vidait
la cavité, on ne pouvait y injecter que 50 grammes d'eau au lieu d'un
kilogramme qu'elle contenait avant. Pendant le mois de novembre, la
diarrhée augmenta, et les forces tombèrent de plus en plus ; au milieu du
mois, le malade se plaignait d'une angoisse à la poitrine, et on entendait
un bruit de frottement au-dessus du cœur. Enfin il mourut le 2 décembre,
après avoir été plusieurs jours à l'agonie.

A l'autopsie, je trouvai dans le péricarde 100 gram. d'un liquide limpide, jaune clair et séreux ; le péricarde était couvert de flocons de fi-
brine qu'on pouvait facilement détacher. Du reste, le cœur était
normal, le poumon gauche adhérent et œdémateux. Quand on disséqua
le côté droit du thorax près des 7e et 8e côtes, un peu en dehors de la
ligne mamelonnaire, on vit le reste de la cavité pleurale qui contenait
75 gram. de pus et qui en bas était en communication avec une petite
cavité située entre la plèvre et le diaphragme, où il y avait 25 gram. de
pus. La plèvre costale, qui formait la paroi de la cavité, était épaisse
d'environ 4 millim. ; la plèvre pulmonaire était semblable. Le reste du
côté droit du thorax était rempli par le poumon, dont la plèvre adhérait
si intimement à la plèvre costale qu'on ne pouvait les séparer. Dans le
poumon, il y avait une grande caverne et quelques dépôts caséeux, dont
la capacité variait depuis les dimensions d'un pois jusqu'à celles d'une
petite noix ; la capsule du foie était épaissie, surtout vers le poumon
droit, où il était adhérent au diaphragme. Le foie avait 34 centim. de longueur, 23 de largeur et 11 d'épaisseur, les bords arrondis, la consistance
pâteuse, la coupe nette et luisante; le parenchyme pâle et jaunâtre. Quand
on coupa le foie avec un couteau chaud, la lame se couvrit d'une faible
couche de graisse. A l'examen microscopique, on voyait les cellules hé-
patiques graisseuses ; les reins, d'une grandeur normale, pâles ; une partie des glomérules atteints de la dégénération amyloïde ; la rate, d'une
consistance normale, longue de 10 centim., large de 11. Dans les intestins,
il n'y avait aucun changement remarquable.

OBSERVATION IV. — Broànda, André, 49 ans, paysan de Nedervetill,
dont les parents avaient eu des tendances aux maladies de poitrine et qui
lui-même a souvent souffert de la toux et des points à la poitrine, tomba
malade à peu près le 20 janvier 1877; de violents frissons et des points
se firent sentir au côté gauche, de sorte qu'il fut retenu au lit pendant
quinze jours. Six semaines plus tard, il remarqua une enflure au côté

gauche de la poitrine, la peau rouge, brûlante et sensible. Aux environs du 1er octobre, cette enflure s'ouvrit d'elle-même, et il y eut écoulement d'une grande quantité de pus. Depuis lors, le pus a coulé continuellement, cependant dans ces derniers temps avec moins d'abondance. Le malade entra à l'hôpital le 22 mars 1878, et à l'examen on trouva : la complexion frêle, amaigrissement considérable, les forces épuisées, pas d'appétit ; pas de fièvre ni d'albumine dans l'urine. Toute la poitrine et surtout le côté gauche enfoncé et l'épine dorsale inclinée en avant. L'excursion respiratoire était nulle du côté gauche de la poitrine.

La percussion du poumon droit indiquait une sonorité normale, et le bruit de la respiration était vésiculaire ; au-dessus du poumon gauche en avant, jusqu'au bord inférieur de la 3me côte, la percussion fournissait un son tympanique, le bruit respiratoire était renforcé et accompagné d'un souffle expiratoire bien marqué ; sur le reste du poumon, le son était mat et le bruit de la respiration nul. Entre la 5me et la 6me côte sur le devant du côté gauche, il y avait une fistule qui allait obliquement en haut, de sorte qu'une sonde introduite entre la 4me et la 5me côte pénétrait dans la cavité pleurale.

Pendant mon absence à l'étranger, M. le baron de Schulten, aide-chirurgien, fit, le 26 mars, la résection de 4 cent. de la 5me et de la 6me, ainsi que 2 cent. de la 7me côte, et élargit l'ouverture de la fistule, de sorte qu'on pouvait y introduire un assez grand drain de caoutchouc. Il constata que le feuillet costal de la plèvre était fortement épaissi ; il en sortit environ un litre de pus. Avec une sonde d'homme, on pouvait constater qu'il n'y avait d'adhérence entre le poumon et la paroi thoracique qu'en haut près du sommet ; le poumon était rétracté en haut et en dedans. Le jour suivant, le malade avait un peu de fièvre, mais il se sentait du reste beaucoup mieux. Les premiers jours, le lavage de la cavité se fit avec l'acide phénique; mais comme, trois jours après, l'urine noire survint, il fallut changer ce médicament contre l'acide salicylique. La grandeur de la cavité diminua si vite que le 1er avril elle ne pouvait contenir que 75 gram., et le 9 mai seulement 25 gram. La sécrétion avait tellement diminué que presque immédiatement le liquide avec lequel on nettoyait ressortait clair. Le 20 mai, le malade, qui avait presque recouvré tout à fait les forces et la santé, ne pouvant plus rester à l'hôpital, sortit, bien que l'ouverture de la fistule ne fût pas encore fermée.

OBSERVATION V.— Henri Petterson, 31 ans, charpentier de Pedersœre, tomba malade le 24 janvier 1877, d'une inflammation du poumon gauche

dont il ne pouvait se remettre parfaitement ; à la fin de mai, son état
empira, et le médecin lui déclara qu'il avait une pleurésie purulente du
côté gauche. Au commencement du mois d'août, il aperçut devant le
mamelon gauche une enflure molle, mais qui ne lui occasionnait aucune
douleur et qui faisait saillie lorsqu'il toussait. Peu de temps après, cette
enflure s'ouvrit, et il en sortit une quantité de matière puante. Depuis
lors, la suppuration continua. Il reprit de l'appétit, ainsi que ses forces,
qui étaient très épuisées auparavant ; pourtant il lui était impossible de
faire un travail quelconque.

A son entrée à l'hôpital, le 17 juillet 1878, sa constitution était pas-
sable, la face pâle et assez amaigrie, un peu de fièvre le soir et de
transpiration la nuit ; pas d'albumine dans l'urine. La moitié gauche de la
poitrine enfoncée, les côtes si rapprochées les unes des autres qu'il était
impossible de les compter ; l'épine dorsale courbée, avec la concavité en
avant et à gauche, et le côté gauche du thorax immobile pendant la respiration. Au sommet du poumon gauche, le bruit respiratoire était presque imperceptible ; il était nul au niveau des autres parties du poumon.
La percussion donnait un son mat. Le cœur était un peu déplacé à droite ;
enfin, entre la 6e et la 7e côte, une fistule qui conduisait à la cavité pleurale. Le même jour, je réséquai des morceaux longs de 4 cent. et demi à
3 cent. des 4e, 5e, 6e, 7e, 8e et 9e côtes par trois incisions parallèles aux
côtes, et je fis une contre-ouverture au niveau de l'incision inférieure.
Le feuillet costal de la plèvre était d'une épaisseur d'environ 4 millim. et
si fort qu'il fallut employer une assez grande force pour y faire un trou
avec une rugine pointue. Il s'écoula plus d'un litre de matière puante, et
un cathéter d'homme pouvait être tourné dans toutes les directions sans
révéler aucune adhérence entre le poumon et le thorax.

Après l'opération, le malade avait un peu de fièvre, qui avait cessé
le 23. Déjà, les premiers jours, la capacité de la cavité diminua considérablement. Quand le malade se couchait sur le côté atteint, il vidait la cavité
autant que possible par de vifs mouvements d'expiration, et, quand l'ouverture inférieure était bouchée, on pouvait y injecter, les premiers
jours de 3 à 400 cent. cubes, mais le 27 seulement 100 et le 15 août
30 cent. cubes. Le 20 septembre, l'injection ne passait plus de l'ouverture
supérieure par l'ouverture inférieure. Environ quinze jours après l'opération, l'appétit du malade était si bon qu'on fut obligé de lui donner
double ration, à la suite de quoi les forces et la mine reprirent d'une
manière remarquable. Le 12 octobre, quand le malade sortit de l'hôpital,

l'ouverture inférieure était cicatrisée depuis assez longtemps, mais dans la supérieure on pouvait y faire entrer une sonde à 5 cent. de profondeur ; la pointe ne pouvait pas s'y mouvoir librement, mais toute la cavité semblait s'être changée en une fistule ; on recommanda au malade d'en maintenir l'orifice extérieur ouvert.

La suppuration avait complètement cessé.

OBSERVATION VI. — Hélène Œstermann, 27 ans, femme d'un capitaine de vaisseau, de Gamlu Karleby, fut atteinte, en octobre 1876, d'une toux, de points et de dyspnée. En janvier, après de violents frissons, la fièvre la reprit plus fortement, et la dyspnée devint plus grande. On remarqua bientôt, sur le devant de la partie gauche de la poitrine, une enflure et une rougeur de la peau. Au mois de mars, cette enflure perça, et il y eut un grand écoulement de pus. Sur quoi l'état de la malade s'améliora un peu, mais cependant elle dut garder le lit depuis janvier jusqu'à la Saint-Jean 1877. Néanmoins elle avait un peu repris, l'œdème aux pieds avait disparu, et la sécrétion avait un peu diminué. Quelque temps avant son entrée à l'hôpital, elle fut de nouveau plus mal ; elle souffrait de fièvre et de frissons le soir, de fortes transpirations la nuit, et n'avait presque pas d'appétit. La malade avait été tout le temps traitée par un docteur qui fit des injections de toute espèce.

A son entrée à l'hôpital, le 1er août 1878, voici quel était son état général : Constitution chétive et faible, amaigrissement considérable, et les forces si épuisées qu'elle pouvait à peine faire quelques pas ; fièvre hectique, fortes transpirations de nuit ; pas d'appétit, mais pas d'albumine dans l'urine. Le thorax, du côté gauche, depuis la partie sous-claviculaire enfoncée et l'épine dorsale scoliotique, est incliné à gauche. La partie gauche du thorax était immobile pendant la respiration. Le son de la percussion était mat, et pas de bruit respiratoire sur tout le poumon gauche. Le poumon droit normal, avec quelques râles muqueux assez rares. Entre la 7e et la 8e côte, une ouverture de fistule qui conduit dans la cavité pleurale. Les côtes si étroitement serrées qu'on ne peut les distinguer ni les compter sans difficulté.

Le 3 août, je fis la résection de morceaux de 3 à 4 cent. de longueur des 5e, 6e, 7e, 8e, 9e et 10e côtes par trois incisions parallèles, et je fis une contre-ouverture à l'incision inférieure. Pendant l'opération, survint une asphyxie inquiétante, qui s'arrêta par la position de la malade sur le côté malade. Le jour suivant, la malade avait des vomissements, attribués encore à la chloroformisation, et la fièvre allait jusqu'à 39° ; mais le quatrième jour elle se sentit déjà mieux. Quinze jours après, la fièvre hectique l'avait quittée, la sécrétion était passablement diminuée, et les plaies de l'opération s'étaient guéries par première intention. La transpiration des nuits commença à disparaître, et l'appétit revint à grands pas. Ensuite le mieux se fit sentir lentement, mais assez pour que la malade pût profiter des derniers trajets des bateaux avant l'hiver ; le 19 octobre, elle partit pour son pays lointain. Ses forces étaient revenues presque entièrement; cependant des deux ouvertures sortait encore un peu de pus.

OBSERVATION VII. — Niemenmacki, 29 ans, manœuvre, d'une bonne constitution, fut admis le 13 octobre 1878 à l'hôpital médical. Il raconta qu'il avait été tourmenté tout l'été d'une toux violente accompagnée d'abondants crachements glaireux, lorsqu'il fut pris subitement, le 30 septembre, de violents frissons suivis de sueurs, de céphalalgie et de points au côté gauche. A son entrée à l'hôpital, les poumons étaient sonores à la percussion sur toute l'étendue, excepté en arrière au-dessous de l'omoplate gauche, où le son était mat ; au même endroit, le bruit respiratoire était faible et incertain et le frémissement pectoral affaibli. Le 20 octobre, le pus occupait tout le côté gauche, et le 20 novembre, après une ponction préalable, on pratiqua, entre la 7e et la 8e côte, une fistule par où il s'écoula une quantité considérable de pus, et on y plaça une canule d'argent de Fraenzel. Le lavage de la cavité se fit le plus souvent avec de l'acide phénique ; quand on essayait avec de l'eau pure, il en résultait presque toujours de la fièvre. La cavité diminua d'abord sensiblement, mais ensuite la guérison parut s'arrêter, et le 15 mars le malade fut transporté à l'hôpital chirurgical.

A l'examen, le 18 mars, on trouva le cœur refoulé jusqu'au bord droit du sternum ; la percussion rendait un son mat sur tout le poumon gauche, et le bruit respiratoire était faible ou nul, sauf en avant et en haut, où la sonorité était plus grande et le bruit respiratoire plus prononcé et âpre ; on pouvait injecter dans la cavité 100 cent. cubes d'eau. Une sonde d'homme introduite par la fistule pénétrait à environ 16 cent. directement en haut, et 10 cent. en arrière en inclinant un peu en haut, à 5 cent. en avant, directement en bas, la cavité était oblitérée. Un peu au-dessus de la fistule, la sonde pouvait s'y tourner librement, ce qui fit estimer à 5 ou 6 cent. la distance entre les plèvres à cet endroit (de 5e à 7e côte). Ensuite je réséquai 2 cent. et demi de la 8e, 4 cent. des 7e, 6e et 5e, et 4 cent. et demi de la 4e côte. Aussitôt après l'opération, on ne pouvait plus injecter dans la cavité que 70 cent. cubes d'eau ; la poitrine, au-dessus des côtes réséquées, s'affaissait sensiblement à chaque inspiration. Les plaies de la peau furent recousues autant que le permettaient les drains, et on posa un pansement antiseptique. On trouva la plèvre très épaissie; sur la face interne des morceaux réséqués, il s'était déposé de la matière osseuse ; la 8e côte surtout avait ainsi atteint près du double de son épaisseur normale ; le dépôt diminuait successivement d'épaisseur pour chacune des côtes supérieures. La fièvre avait disparu au bout de quelques jours, et le 1er avril la cavité ne contenait que 60 cent. cubes ; mais depuis lors elle ne montra pas de tendance à diminuer. Le 30 avril, on pouvait très bien sentir à travers la peau que les tronçons des côtes coupées étaient très épaissis ; ils n'étaient plus distants que d'un cent. à peine ; une aiguille introduite dans les interstices rencontrait par places du tissu osseux. La moitié droite du thorax, prise à 1 cent. au-dessous du mamelon, mesurait 43 cent., la moitié gauche 39 cent.

Le patient continuait bien à recouvrer ses forces ; mais, comme la cavité ne montrait aucune tendance à diminuer, je procédai, le 19 juillet 1879, à une nouvelle thoraco-plastie : je réséquai 4 à 6 cent. de la troisième côte, ainsi que des tronçons tenant à l'épine dorsale des 4e, 5e et 6e côtes. A la suite de cette opération, la cavité est allée constamment en diminuant, si bien qu'aujourd'hui, 1er octobre 1879, elle ne contient plus que 15 cent. cubes. Le malade pourra probablement quitter l'hôpital dans une quinzaine de jours, presque complètement rétabli, mais avec la moitié gauche sensiblement moins grande que la droite : la différence est de 6 cent. La poitrine est enfoncée sous la clavicule et surtout sous le bord inférieur du musculus pectoralis major ; l'épaule gauche est sensiblement plus basse que l'autre, et le patient y ressent cette douleur légère que l'on constate quelquefois chez les jeunes filles affectées d'une scoliose prononcée.

OBSERVATION VIII. — H..., 21 ans, fut pris, à la fin d'octobre 1878, de frissons, de fièvre et de points au côté gauche. Son état resta le même jusqu'à la fin de mars 1879; alors apparut, au bas de la partie postérieure de la moitié gauche du thorax, une tumeur rouge et douloureuse, qui perça le 10 mai, donnant issue à une grande quantité de pus. L'écoulement continuant, H... entra à l'hôpital le 1er juillet 1879.

Voici quel était alors son état général : Constitution forte, mais amaigrissement considérable ; l'appétit assez bon ; fièvre constante, surtout le soir ; parfois de violents frissons. La partie supérieure et antérieure de la moitié gauche du thorax un peu affaissée, le rachis légèrement dévié, l'épaule gauche un peu plus basse que l'autre. La partie gauche du thorax est presque immobile pendant la respiration et ne montre aucun frémissement pectoral ; elle ne mesure, à 1 cent. au-dessous du mamelon, que 39 cent., tandis que la partie droite en mesure 41. La percussion rend un son mat ; le bruit respiratoire, faible au sommet de la partie antérieure, est nul partout ailleurs. Les battements du cœur se sentent au bord du sternum ; le pouls 100 ; les inspirations 28 à la minute. Dans la partie postérieure et inférieure du thorax, on remarque une plaie, grande comme la main, provenant de la destruction de la peau par l'ouverture spontanée de l'empyème ; au bord antérieur de cette plaie, entre la 10e et 11e côte, est la fistule ouvrant dans la cavité pleurale ; la sécrétion du pus est très abondante.

Après que la fistule eut été agrandie, on traita l'empyème par des injections antiseptiques ; ce traitement s'étant montré peu efficace, on réséqua pendant mon absence, le 12 août, des morceaux longs de 2 à 5 cent. des 8e, 9e, 10e et 11e côtes ; la fièvre, qui avait un peu augmenté après l'opération, revint bientôt à son point ordinaire ; mais, comme je ne remarquai pas d'amélioration sensible, je renouvelai l'opération le 13 septembre. Dans l'examen auquel j'avais procédé préalablement, j'avais constaté que la cavité était la plus grande que j'eusse encore vue ; elle s'étendait surtout vers le haut et avait sa plus grande largeur sous les 4e, 5e, et 6e côtes, où l'on pouvait tourner la sonde dans toutes les directions. Je réséquai alors des morceaux de 4 à 6 cent. des 3e, 4e, 5e, 6e et 7e côtes ; je pratiquai une contre-ouverture à l'incision supérieure et j'y introduisis un gros drain de caoutchouc, que je fis ressortir par la fistule primitive. La fièvre augmenta encore cette fois, mais pour revenir au bout de trois jours à son point ordinaire.

Aussitôt après l'opération, le patient commença à se plaindre d'une douleur qu'il avait déjà auparavant éprouvée dans le côté gauche, mais qui était devenue très intense. Cette douleur le tourmenta beaucoup, malgré des injections sous-cutanées de morphine, et le priva de sommeil les premières semaines ; mais depuis elle a constamment diminué. En ce moment (1er octobre), l'écoulement du pus est moindre et l'appétit est revenu ; la guérison paraît commencer, mais elle exigera sans doute beaucoup de temps.

On voit, d'après la lecture de ces remarquables observations, que la thoraco-plastie a amené une guérison complète chez les malades qui font l'objet des Observations ɪ et ɪɪ. Le troisième malade, opéré en pleine cachexie, est mort albuminurique. Le quatrième, qui quitta l'hôpital contre la volonté d'Estlander, succomba aux mêmes accidents. Le cinquième guérit complètement. Ainsi, le résultat des huit opérations est le suivant : cinq guérisons, deux morts, un résultat encore incertain.

Depuis la publication du mémoire du professeur Estlander, la thoraco-plastie a été pratiquée un certain nombre de fois. En octobre 1883, Monod résèque cinq côtes chez un malade atteint de pleurésie purulente. L'opération ne fut suivie d'aucun accident, mais la guérison fut loin d'être immédiate. Quelque temps après, M. Monod constatait chez son malade la formation d'une nouvelle fistule latérale.

A la séance du 2 janvier, Lucas-Championnière communiquait à la Société de Chirurgie l'observation d'un malade auquel il avait, suivant une expression très pittoresque, *désossé* la poitrine. cinq côtes avaient été réséquées, les 9ᵉ, 8ᵉ, 7ᵉ, 6ᵉ et 5ᵉ ; l'étendue de la résection était de 11 centim. sur la 9ᵉ et allait en diminuant jusqu'à la 5ᵉ, qui n'était réséquée que dans une étendue de 8 centim. L'état général du malade se releva rapidement, mais la sécrétion purulente ne tarit pas complètement.

M. Berger, dans un rapport complet sur l'opération d'Estlander[1], relate les faits suivants :

1º Un jeune homme de 20 ans était porteur, depuis 1877, d'une fistule pleurale. La cavité purulente admettait 60 à 80 gram. de liquide. Le 29 août 1882, M. Bouilly fait la résection de 7 centim. et demi de la 6ᵐᵉ côte, 5 centim. de la 7ᵐᵉ. Le 24 septembre, le malade paraît guéri, une récidive oblige à agrandir la fistule ; cette fois la guérison est définitive.

2º Un homme de 30 ans atteint d'empyème avait été traité

---

[1] Société de Chirurgie, 26 décembre.

par le drainage le 20 octobre 1882; M.Bouilly résèque cinq côtes dans une étendue de 4 cent. Quand le malade quitte l'hôpital, l'amélioration est incontestable.

3° En mai 1882, un homme est atteint de pleurésie purulente; pleurotomie, fistule persistante. Le 26 novembre, M. Bœkel, résèque deux côtes; un mois après, l'opéré conserve une plaie ayant les dimensions d'une pièce de 5 francs; en avril 1883, résection nouvelle de quatre côtes. La plaie résultant de cette opération est encore énorme après trois mois. M.Bœkel fait alors confectionner un bandage compressif, et le 3 novembre la plaie n'était pas plus grande qu'une pièce de un franc.

4° M. Berger a recours à l'opération d'Estlander chez un malade atteint de fistule pleurale persistante. Il enlève, le 25 août, 7 cent. de la septième côte, 3 de la huitième, 4 de la sixième, 1 de la cinquième et 3 de la quatrième. Le 10 décembre, le trajet fistuleux ne donne plus qu'une tache insignifiante de pus tous les deux jours, et on peut affirmer que le malade a retiré le plus grand fruit de l'opération.

5° Un homme de 59 ans a été traité par l'opération de l'empyème; la suppuration demeurant abondante, M. Berger fait la résection de la 9ᵉ côte, et six mois après il enlève 5 centim. de la huitième, 3 de la septième. L'état du malade ne subit aucune amélioration.

Le 23 janvier 1884, M. Perrier (Société de Chirurgie) communique les observations de deux malades traités par la résection costale. M. Berger apporte « le premier exemple du plus cruel revers auquel puisse exposer cette opération thoraco-plastique d'Estlander ». Il s'agit, d'un malade chez lequel l'intervention chirurgicale a certainement hâté la terminaison fatale. Un homme de 30 ans, atteint d'empyème, était arrivé au dernier terme de l'hecticité et du marasme. Il ne présente cependant aucun signe positif de tuberculisation, sauf la présence de nombreux bacilles

dans ses crachats. Il subit, le 17 janvier 1884, la résection costale :
M. Berger enleva sans difficulté 10 cent. de la 9ᵉ côte, de la 7ᵉ,
de la 6ᵉ et de la 5ᵉ côte, 8 cent. et demi de la 4ᵉ, 5 cent. de la 3ᵉ,
13 cent. de la 10ᵉ et de la 11ᵉ. Le malade mourait quatre heures
après l'opération. Les causes de mort doivent être rapportées,
selon M. Berger, soit au *shock* traumatique, soit au chloroforme et
peut-être aussi à la perturbation apportée dans le mécanisme
respiratoire par la résection costale.

Selon le même auteur, l'opération d'Estlander aurait été pratiquée vingt-six fois.

MANUEL OPÉRATOIRE.

Lorsqu'on veut pratiquer l'opération d'Estlander, il est un
point qu'on doit préalablement déterminer : c'est le lieu et le
siège de la résection. Ce siège dépend avant tout de la forme de la
cavité qu'il s'agit de combler. Les orifices fistuleux se trouvent
ordinairement vers les régions déclives et sur les parties latérales
du thorax. C'est là, peut-on dire, le lieu le plus favorable pour
pratiquer la résection costale. L'opération pratiquée offre l'avantage de correspondre au point où la paroi thoracique est seulement
recouverte par les digitations des muscles grands dentelés; ainsi,
on évitera de léser les muscles larges grand pectoral et grand
dorsal. En outre, la résection portant sur les parties latérales du
thorax, les côtes, divisées sur leurs parties moyennes, s'infléchi-
ront également vers le fond de la cavité; mais, hâtons-nous de le
dire : « Ce n'est pas un type d'opération une fois donné qu'il faut
reproduire exactement ; il faut au contraire déterminer le mode
d'opérer, selon les indications, dans chaque cas particulier. La
forme du thorax devant être, pour chaque cas, diversement modifiée, l'opération pourrait être nommée thoraco-plastie » (Estlander).

Un premier temps de l'opération consiste à diviser les parties molles ; la direction que le chirurgien donne à cette incision varie suivant les cas particuliers et ne peut être fixée d'avance. Estlander faisait une incision transversale entre deux côtes, écartait les lèvres de cette incision et allait à la recherche des côtes voisines Un grand lambeau quadrilatère à base supérieure fut taillé par M. Monod. Les incisions courbes, cruciales, peuvent convenir suivant la forme du thorax. Il convient, ainsi que le fait remarquer Berger, d'avoir soin, si l'on taille un lambeau, qu'il soit ramené par son propre poids sur les surfaces à recouvrir. Nous avons vu que chez la malade de M. Dubrueil l'incision présentait une double courbure ressemblant à un *s* italique.

Quand le squelette thoracique est mis à nu, on doit sans tarder déterminer le nombre de côtes qu'on veut réséquer et l'étendue des fragments à enlever. On peut dire que, en général, à une grande cavité il faut proportionner une intervention large et étendue. C'est par la méthode sous-périostée qu'on doit attaquer les côtes ; le périoste est incisé dans une longueur égale à celle du fragment de côte qu'on veut enlever ; l'os est dénudé avec la rugine ou la spatule. Ces précautions mettent presque sûrement à l'abri de l'ouverture de la plèvre, de la blessure des artères et nerfs intercostaux. Ici, le chirurgien rencontre la première difficulté ; l'effacement des espaces intercostaux rend l'attaque de la première côte un peu laborieuse. M. Dubrueil la sectionna avec la pince courbe de Liston, et, saisissant ensuite chaque fragment avec un davier, il détacha le périoste de la face profonde de l'os et sectionna la côte à 2 cent. de chaque côté de l'incision primitive; deux côtes furent divisées par la scie à chaîne. Ce dernier moyen aurait, suivant nous, le grand avantage de laisser des surfaces de section parfaitement nettes; l'os qui a éclaté entre les mors du davier est assurément plus disposé aux inflammations et aux nécroses consécutives. Le chirurgien doit ordinairement réséquer cinq ou six côtes dans une étendue de 4 à 5 cent.,

s'il veut obtenir un affaissement thoracique susceptible de combler la cavité purulente. D'après certains auteurs, les insuccès
ne seraient dus qu'à la timidité de l'opérateur. Si la fistule
thoracique est située dans les parties tout à fait déclives, la
résection part de la fistule et remonte vers les côtes supérieures ;
et si la cavité se prolonge au-dessous de la fistule, la résection
devra s'étendre aux côtes inférieures ; quatre seulement doivent
être épargnées, en raison de leur rôle mécanique de soutien et
de protection : ce sont les deux premières et les deux dernières ;
et encore Schneider a-t-il complété une de ses opérations par la
résection de la partie moyenne de la clavicule.

Une incision linéaire des côtes ne saurait suffire, car les
extrémités, simplement divisées, doivent arc-bouter l'une contre
l'autre et empêcher l'affaissement de la paroi. Wagner propose de
faire, après l'ablation du fragment costal, une troisième incision
beaucoup plus en arrière sur chaque arc costal : ainsi, une portion
de côte mobilisée pourrait s'enfoncer plus aisément vers le milieu de la poitrine. Cette conduite n'a pas été imitée jusqu'à ce
jour et ne paraît pas exempte d'inconvénients.

Pendant ce second temps de l'opération, l'obstacle le plus sé-
rieux que rencontre le chirurgien est relatif au rapprochement
étroit des côtes ; il est rare que l'hémorrhagie soit considérable et
nécessite l'application des ligatures. Quant à la blessure des artères intercostales, on peut presque sûrement l'éviter en prati-
quant la résection par la méthode sous-périostée. Il va sans dire
que dans cette opération le feuillet pariétal de la plèvre doit être
autant que possible épargné. M. le professeur Dubrueil s'est
bien gardé chez sa malade (Obs. 1) d'ouvrir la cavité pleurale
et d'imiter l'exemple de Max Schede, qui joignait l'extirpation
du feuillet pariétal à la résection costale. Cette manœuvre
ajoute, à notre avis, une gravité singulière à l'opération d'Estlander, car on ouvre ainsi une large brèche à la paroi thoracique,
où la surface de section des os est en rapport avec une cavité

suppurante. Ce n'est donc qu'au prix de dilacération de nerfs et d'artères, au prix de dangers d'infection purulente et de pyohémie, que le chirurgien ouvre la plèvre de ses malades.

Quand la résection est terminée, les parties molles sont réunies par la suture, et nous pensons qu'il est' bon, ainsi que nous l'avons vu faire, de placer suivant le grand axe de la plaie un tube à drainage destiné à faciliter l'écoulement du pus et à empêcher sa stagnation au niveau d'une surface osseuse enflammée. Un pansement antiseptique recouvre le thorax du malade, et les injections désinfectantes sont rigoureusement pratiquées.

SUITES DE L'OPÉRATION.

Il est étrange de voir comment, après une opération aussi grave en apparence que celle qui consiste dans le désossement de la paroi thoracique, la réaction fébrile est peu accentuée. Chez la malade de M. Dubrueil, la fièvre ne s'est pas même allumée, et l'état général n'a pu un instant inspirer la moindre inquiétude. L'affaissement de la paroi, qui est en définitive le but qu'on se propose d'atteindre, ne devient manifeste qu'après un temps variable ; c'est quelquefois après sept à huit semaines que l'on voit la cavité purulente diminuer de capacité, admettre une quantité moindre de liquide, et la déformation thoracique s'accentuer. Un certain degré de compression favorisera cette rétraction ; aussi Bœkel fit-il construire pour un de ses malades un bandage compressif, et M. Dubrueil a soin tous les jours de faire comprimer la plaie, grâce à l'application d'un tampon de coton imbibé de liquide antiseptique.

L'ablation des côtes est suivie d'une régénération rapide de la substance osseuse, et la plupart des chirurgiens ont observé qu'en enfonçant, quelque temps après l'opération, une aiguille dans la paroi thoracique, celle-ci rencontrait une résistance qui ne pouvait s'expliquer que par la réparation rapide des fragments enlevés. C'est même cette régénération trop prompte qui devrait expliquer, dans certains cas, la rétraction insuffisante du thorax et l'insuccès définitif de l'opération ; les cas dont nous parlons sont susceptibles d'une intervention nouvelle. Les observations d'Estlander nous offrent un exemple de ce genre. « Une longue expérience, dit cet auteur lui-même, m'a montré qu'il est des cas où la cavité, après avoir, à la suite de l'opération, rapidement diminué, arrive à un point où elle reste stationnaire. Il faut alors répéter l'opération ; il se pourrait même que, dans certains cas, une troisième opération fût nécessaire. Le plus souvent, dans ces opérations secondaires qui doivent se faire dans les cicatrices des précédentes, il suffit de réséquer un nombre moindre de côtes, et les fragments enlevés doivent être aussi moins longs. » Mieux vaut, à notre avis, enlever dans une première opération des fragments de côtes suffisamment longs ; en un mot, ne pas user de parcimonie, afin que le malade ne soit pas exposé ultérieurement à tous les dangers d'une seconde intervention.

Nous ignorons encore quel sera le résultat définitif de la thoracoplastie chez la malade de M. Dubrueil : tout porte à croire cependant que ce résultat sera satisfaisant ; mais ce que ce cas présente de remarquable, c'est l'innocuité absolue de l'opération chez une femme antérieurement affaiblie par une longue suppuration.

INDICATIONS ET CONTRE-INDICATIONS DE LA RÉSECTION COSTALE.

Il nous reste maintenant à poser les indications de l'opération dont nous avons retracé les origines, indiqué la technique et rapporté les résultats.

On est d'accord pour rejeter toute intervention chirurgicale chez les malades soupçonnés d'être en puissance de diathèse tuberculeuse, Toute opération hâte la marche de la maladie générale et abrège la vie du malade. Le cas dont Berger rapporte l'observation est probant à cet égard. Il est encore un symptôme qui doit éloigner toute idée d'intervention chirurgicale : c'est la présence de l'albumine dans les urines, qui révèle au médecin un commencement de dégénérescence amyloïde des organes de la sécrétion urinaire. Deux des malades d'Estlander ont succombé à cette complication : l'albuminurie est donc un signe du plus mauvais augure et une contre-indication formelle à l'opération. La malade de M. Dubrueil n'était ni tubercu'euse ni albuminurique.

En dehors de ces conditions, quelles sont les fistules pleurales permanentes qui doivent être traitées par la résection costa.e ?

Les fistules pleurales, qui suppurent indéfiniment, peuvent être divisées en deux grandes classes : 1° Celles qui par l'étroitesse de leur trajet, le peu d'abondance de la suppuration, sont parfaitement compatibles avec la conservation des forces et les exigences de la vie sociale; celles-ci ne réclament aucune intervention et doivent être respectées. Les trajets fistuleux, dans ces cas, sont situés entre les lobes pulmonaires, et l'affaissement de la paroi n'apporterait pas une sensible amélioration; 2° Les fistules à orifice plus ou moins large donnant accès dans une cavité d'une plus ou moins grande étendue, recouverte, de fausses membranes, et qui, par l'abondance de la suppuration, menacent la vie des malades à plus ou moins longue échéance; ces dernières doivent être l'objet d'un traitement actif. Les moyens ordinaires, qui consistent dans les lavages modificateurs et les injections détersives, amènent d'ordinaire une amélioration notable dans l'état des sujets, coïncidant d'ordinaire avec la déformation de la paroi thoracique. Si, dans ces circonstances, la guérison définitive n'est pas obtenue après quelques mois, si la sécrétion purulente n'est pas tarie, il faut chercher l'explication de ces faits dans les données de physiologie pathologique que nous avons exposées plus haut : la sclérose du poumon inséré dans des fausses membranes, et le défaut de rétraction thoracique ; il arrivera, dans ces cas, que l'orifice fistuleux pourra se rétrécir, se fermer pendant que la cavité purulente se dilatera en arrière; plus tard, la fistule se rouvrira, et le malade, à la longue, après des alternatives d'amélioration et d'aggravation, miné par une longue suppuration, succombera dans le marasme.

C'est dans ces cas précisément, où il y a un obstacle mécanique à vaincre, une cavité à combler, lorsque le thorax a atteint ses limites de rétraction, qu'il faut venir en aide à ce travail naturel qui s'est déjà opéré dans les limites du possible, ainsi que le prouvent le rapprochement des côtes et l'effacement des espaces intercostaux.

M. Verneuil a reproché à l'opération d'Estlander d'être entachée d'iatro-mécanique, de reposer sur des considérations purement physiques. C'est là un reproche que l'opération thoracoplastique ne saurait éviter, mais qui ne lui enlève, croyons-nous, rien de sa valeur et de son efficacité; on ne fait qu'imiter la nature, qui nous indique la voie à suivre : le thorax se déprime pour combler une cavité ; nous venons en aide à cette rétraction.

Une dernière question se présente à nous : L'extrême affaiblissement du malade constitue-t-il une contre-indication opératoire? L'opinion d'Estlander résume, à notre avis, ce qu'on doit penser à ce sujet : « Le mauvais état du malade, bien entendu s'il n'a pas dépassé certaines limites, n'est pas un obstacle à l'emploi de cette méthode ».

Si l'exploration des trajets fistuleux fournit la notion d'une cavité à dimensions par trop considérables, si l'injection par l'orifice fistuleux confirme ces données, il est bien à craindre que la résection costale, pratiquée même dans une large mesure, ne pourra permettre à la paroi de rencontrer le poumon ; une opération est, dans ce cas, tout au moins inutile.

CONCLUSIONS.

L'observation placée en tête de notre travail et l'étude des faits relatés nous permettent de poser les conclusions suivantes :

1° La pleurésie purulente réclame un traitement chirurgical. L'ouverture de la plèvre et les lavages consécutifs constituent les moyens thérapeutiques qui doivent être d'abord mis en usage ;

2° Dans le cas de suppuration permanente, l'obstacle à la guérison réside dans la rétraction insuffisante du thorax, qui ne peut arriver jusqu'au poumon sclérosé ;

3° C'est alors que la résection costale, ou opération d'Estlander, est de mise. L'examen des faits nous prouve que cette opération est inoffensive si elle n'est pas pratiquée à la dernière période de l'hecticité ;

4° Les résultats, s'ils ne sont pas immédiats et complets, sont toujours favorables ;

5° Les seules contre-indications sont tirées de l'existence de la diathèse tuberculeuse, de l'albuminurie, et en général des symptômes de déchéance organique, qui font craindre pour le malade une terminaison prochaine. Les dimensions exagérées du foyer purulent sont elles-mêmes une contre-indication opératoire.

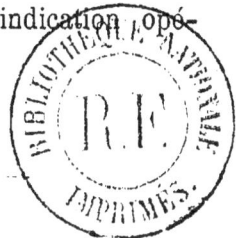

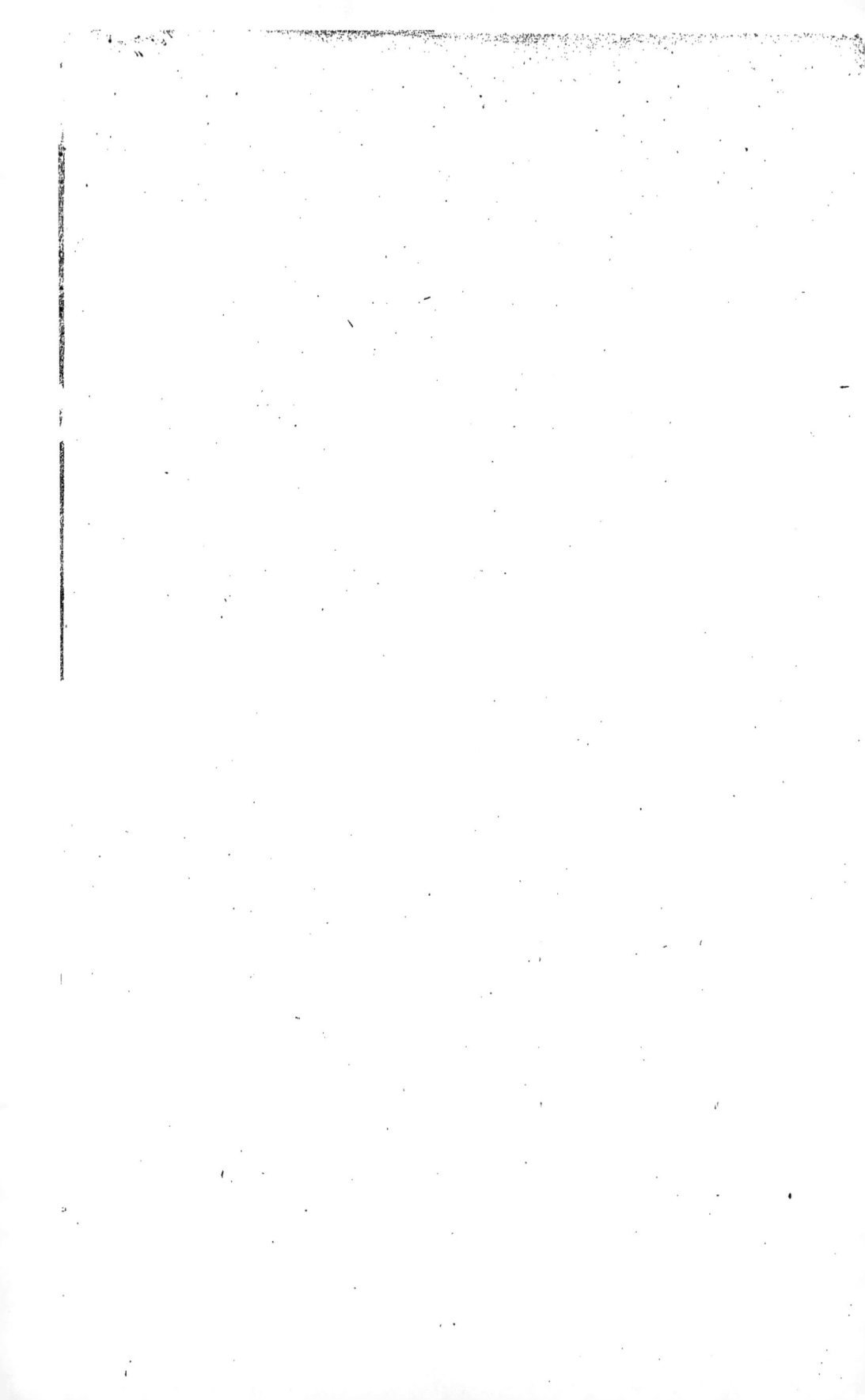

www.ingramcontent.com/pod-product-compliance
Lightning Source LLC
Chambersburg PA
CBHW050551210326
41520CB00012B/2804